住培医师成长系列读本

迷你临床考核：
从理论到实践

主　编　李　剑

副主编　赵奕凯　李慧洋

编　委（按姓氏笔画排序）

马相宜　付佳玉　包丽莲

刘师学　李　剑　李慧洋

赵奕凯　奚水君　虞逸静

复旦大學出版社

U0257811

迷你臨床考核是在臨床練習過程中對
自己能力的檢驗臨床能力的持續提昇
是一名臨床醫師純淨的追求正如唐代
大詩人韓愈在送高閑上人序中所述
苟可以寓其巧智使機應於心不挫於
氣則神完而守固雖外物至不膠於心…

吳文敬書 乙亥春

序 一

  Mini-CEX 也称为迷你临床考核,是住院医师规范化培训中常用的一种日常考核。复旦大学附属华山医院的迷你临床考核已全面电子化,融合了医师培养系统,形成了自己的特色。迷你临床考核并非华山医院独创,甚至本身也不算一种考核,而是对临床医师职业养成过程中的监督与评估,在美国、中国台湾和香港地区等地的住院医师规范化培训中较普遍使用。

  李剑医师团队依托复旦大学附属华山医院这片土壤,在住院医师规范化培训的医教协同改革中,做了一系列迷你临床考核的应用。2012 年曾获得上海市卫生局的科研项目资助,完成了相应的课题。在此基础上又做了进一步探索,有效总结了与迷你临床考核相关的教学理念和实践经验,总结成书,可供大家参考。

  在住院医师规范化培训中进行迷你临床考核,我们经常会面临两个问题:一是是否需要迷你临床考核?二是如何进行本土化的迷你临床考核?李剑医师团队的实践探索较好地回答了第一个问题:迷你临床考核可以提高住院医师规范化培训的质量。

序

一

1

迷你临床考核本身并不是一个终结性评价手段,因此也注定不是一种培养过程中的百分百选项。然而,住院医师规范化培训本身是临床医师培养的一次重要变革,我国临床医师的培养从此从"跟班式""师徒式"的培养模式转向相对"同质化"和"规范化"的模式,平等教学的理念非常重要。迷你临床考核必定是伴随规范化培训整个过程的一种评价机制。这在美国是如此,在中国台湾地区等地也是如此。复旦大学附属华山医院所做的探索无疑是具有积极作用的。

李剑医师团队对如何进行本土化迷你临床考核或许并没有提出完整的解决方案,只有他们所做的一些实际案例。实际上,没有一个国家和地区对此有一个十分完美的答案。问题的答案一定存在于各家医院规范化培训的教学实践中。大家只有在学习了相应的理论,进行了本土化的应用探索,才能制订出符合自己医院以及所属教学体系的考核培养模式。因此,我特别希望大家一起来努力探究,共同回答好如何进行本土化迷你临床考核的问题。

迷你临床考核是临床工作的一部分,最终目标是实现临床能力的提高。临床能力的培养与临床技能的学习,同样都需要刻意练习,反复尝试,熟能生巧,精益求精。对于迷你临床考核的实践,我们不妨"敲出"以下两个重点:一是如何争取时间。在有限的时间内完成特定的临床工作是一个医师的特质。医师都会说时间都去哪里啦。的确,分析一下我们医师面临的工作现状:每日总的工作时间过长,门诊接待单个患者的时间过短;每日每个外科医师手术量过大;每个医师职业压力过大。外部大环境过度商业化,内部小环境过度量化考核,中国医师的自身价值观几乎快要迷失了方向。然而患者的生死与痛苦成就了医者及其责任。中国医师的繁忙程度可算是世界第一,但是如果能够从医师规范化培训开始,有效地提高临床医师的工作效率,或许能够为医师争取到更多的时间。二是如何有效反馈。反馈是迷你临床考核的核心,"三明治"式的反馈模式似乎并不适合临床使用,而"三段式"的反馈对医师培训更适宜。给出一个接受度较高的反馈也是住院医师培养中的教学重点和难点。

本书通过通俗的故事导入正文,理论联系实际,可读性较强。希望通过学习借鉴,可以增加住院医师培训的教学理论知识。愿与各位医师和临床带教老师们共同实践探索,把住院医师规范化培训做得更好。

是为序。

上海市卫生健康委员会科教处处长
中国医师协会医师培训管理专委会副主任委员
张 勘 研究员 教授
2019.1.28

序

序　二

　　住院医师规范化培训(以下简称规培)制度在我国已开展了数年,以提升住院医师综合临床能力为目的的考核方式的探索一直是规培研究的重点。2014 年的住院医师规范化培训管理办法明确提到:"规范化培训的考核包括过程考核和结业考核,以过程考核为重点。"所谓的过程考核,就是一种形成性评价的方法。相较于传统的终结性评价,形成性评价希望能够在学员诊疗的过程中参照具体有效的标准进行及时且主动的反馈,让住院医师能明白自己临床工作中的不足之处,并能主动改变自己的不足,提高学员的医学胜任力。国内的医学教育中一直缺少一种科学有效的形成性评价方式。

　　迷你临床考核(mini clinical evaluation exercise, Mini-CEX)来源于美国内科医学会(American Board of Internal Medicine, ABIM),是一种用来评估住院医师临床能力的形成性评价工具,在实际临床工作过程中给予学员及时反馈。

　　Mini-CEX 最初引入中国时正值国内住院医师培训制度改革之际,我们有幸借着住院医师规范化培训制度在国内正式开展的契机,在这个制度背景下尝试使用 Mini-CEX 作为过程考核的方式,对住院医师进行形成性评价及反馈。复旦大学附属华山医院是国内最早引入 Mini-CEX 的医院之一,其内科教学基地数年来一直坚持使用 Mini-CEX 对住院医师和实习生进行病史采集技巧、体格检查、人道关怀/专业素养、临床判断力、沟通咨询和宣教、组织能力和效率、整体临床能力 7 个方面的过程考核。

李剑医师从一开始即担任复旦大学附属华山医院内科住院医师规范化培训基地秘书,直接参与表格的制作和改进。通过分析国外的教学经验,结合自身不断的实践与探索,我们对 Mini-CEX 的核心思想有了更透彻的把握,在实践上也树立了我院特色。我们的考核表格从 20 余条到 9 条,不断演进优化。这种对评价内容和实施方式更科学的调整使得 Mini-CEX 重点更加突出,操作性更强,学生与教师的接受度显著提高。“华山版本”成为国内具有学术影响力的模式,受到其他院校的学习和认可。李剑医师还得到了复旦大学上海医学院及华山医院的教学课题资助,对其中的反馈模式进行了更深入的改良。

事实证明,住院医师规范化培训制度和 Mini-CEX 是相辅相成的,良性发展的。借助规范化培训制度 Mini-CEX 得以有序有力地在住院医师群体中开展;借助 Mini-CEX 的评价和反馈住院医师规范化培训教学质量有了显著提升,为社会输注了一批又一批具备优良医学胜任力的年轻医师。经过数年来的实践,我们欣喜地看到基地学员的综合素质得到了普遍提升,Mini-CEX 也生动地使大多数学员重新认识到成为一个临床医师所需要的不只是专业知识和操作技巧,更多的是沟通能力与综合技能，以及医学胜任力。

在此，李剑教授执笔将华山医院几年来关于 Mini-CEX 研究的智慧结晶总结成书进行分享。住院医师规范化培训制度的完善和当代医学教育的改革之道，路漫漫其修远兮，但 Mini-CEX 是指引我们的一道曙光。从理论到实践，我们对提升医师医学胜任力的探索永远不会停止。

复旦大学附属华山医院内科学主任
复旦大学附属华山医院住院医师规范化
培训内科基地主任
施海明

前　言

　　随着中国医疗改革的深入,医师的培养模式已经发生了重要的改变。住院医师规范化培训已经逐渐在全国开展,临床医师的培养正在发生着巨大的变化。住院医师培训的规范化,不仅体现在培养过程的规范化,也体现在考核的规范化,最重要的是还体现在培养结果的规范化。规范化培训的目标是希望通过规范的培训过程,培养出同样优质的临床医师。

　　在以往的培养模式中,每位医师进入医院就是"单位人",对医师科研能力的考评权重相对较少,强烈的归属感迫使每位医师在轮转期间十分注重自我临床能力的提高,医师对自我的期望是在未来能做一名好医师,因此,在培养过程中只要把握一定的"出科考试"标准即可。

　　出科考试是一种终结性评价模式,对医师临床能力培养的价值有限。理论上,每位医师在完成毕业前教育之后,应该都已经掌握了相应的知识点。例如,一名住院医师在《内科学》学习中、临床实习阶段、研究生考试阶段,甚至内科规范化培训考试阶段,都已经反复学习过"心肌梗死的诊治"这个知识点,在心内科轮转结束以后,出科考试再考"心肌梗死的诊治"很难体现其在心内科轮转以后的学习情况和提高情况。所以,在住院医师规范化培训过程中,我们向医院提出了以下两个现实问题:①什么是一名医师的临床能力?②怎样提高住院医师的临床能力?

在我们的医学教学实践中,发现前一个问题比后一个问题更为重要,也更难回答。多数医院将临床能力和临床技能等同起来,因为这样更加直观,更加可控。在外科系统可以评价一名医师如何换药、如何导尿等,在内科系统可以看一名医师如何诊断某种疾病、如何按照诊疗规范开药等。因此,在住院医师规范化培训过程中,普遍存在"重临床技能、轻临床能力"的现象。但是,出科考满分的医师就一定能成为好医师吗?和出科考试考满分的医师不一定是一名合格的医师一样,一个临床技能熟练的医师将来也很可能不是一名合格的医师。

举个例子,我们的一位住院医师胸腔穿刺做得非常熟练。在血液科轮转中,有一次发现一位晚期血液系统肿瘤患者有大量胸腔积液,就迅速给患者做了胸腔穿刺置管。术前、术后没有和患者家属进行充分沟通,也没有与上级医师请示。胸腔引流当晚,患者发生严重休克,最后导致死亡。后来家属将医师告上法庭,在医疗鉴定中该医师的操作本身并没有什么特别的问题,但家属的主要不满是认为医师在操作过程中手法粗暴,穿刺以后家属因为患者不适反复来找医师时,医师态度十分冷漠。事实上,患者家属并没有看见医师的操作,一起进行操作的医师都认为胸腔穿刺过程是顺利的。正是该医师对待患者的方式缺乏人道专业,导致了患者家属的推断。最终该医师没有继续完成培养,遗憾地结束了医师的职业生涯。这样的医师,如果没有发生这件事情,是否仍是一名好医师呢?

另外一类很显而易见的例子是当下临床医师越来越多的过度医疗。有一位老年患者,胸骨后疼痛一次收住入院,住院医师给患者约了几乎全部的辅助检查,后来冠脉造影并没发现患者有冠脉狭窄。出院时患者问应如何治疗?住院医师不加思索就开具了冠心病的全套药物。后来患者因为他汀类药物服用不适,到专家门诊就医时发现胸痛的主要原因是骨质疏松,补钙和相应治疗后症状立即得到改善。事后,我们和这位医师谈话,问他为何为这位患者开具这么多检查,之后又给予这么多药物。他的回答是,按照诊疗规范,已经把书本中的可能性都考虑进去了,这样就不会错。但是,就这位患者而言,这位医师自己也认识到不需要这么多的检查,出院用药也主要出于预防需要,"按照书本上来"总是对的。这种"不假思索"按照标准,不考虑患者个体化的医疗模式,正是规范化培训最容易导向的一种模式。但是,不出错的医师,诊断和治疗全覆盖的医师,是否就一定具备了良好的临床能力呢?

以上两位医师,显然都没有具备良好的临床能力。临床能力是医师进入临床工作以后的一种综合能力,包含了临床思维、诊疗和临床技能等各个方面。大家都知道,提高临床思维和临床技能的方法是反复地学习病例,刻意练习。和临床技能类似,临床能力也是需要刻意练习才能真正提高的。

临床医师的工作就是和患者接触,通过参与诊治每例患者积累经验,提高自己的临床能力。在住院医师规范化培训之前的时代,这是住院医师自己发起主动学习的,但是现在必须给予一定的规范和考核,否则1～2个月的专科轮转,很可能在繁忙的工作中飞快度过,留下的印象不过是不停地收患者,不停地写病史,真正的临床能力似乎没有提高。这样的局面就给临床教学提出了新的要求,即要使用形成性评价来培养医师。

我们医院在开展规范化培训之初就引入了 Mini-CEX来作为形成性评价的手段。作为一种全新的评价模式,医院做了大量的探索,也积累了不少经验。Mini-CEX 不是一种终结性评价,几乎不存在分数的价值,只不过在临床工作中,上级医师参与观察,并给受训医师一定的反馈。在8年的使用过程中,我们发现以下两个方面特别重要。

1. 时间　临床所有的工作都必须有一定的时间限制。限制了临床工作的时间就会给医师带来工作压力,带着压力进行临床工作才能达到刻意练习的目的。反复练习在有限的时间内完成临床工作才能有所提高。有的医师临床工作非常细致完美,但是半天才能收了一例患者,这是不符合临床现实的,最后这样的医师只能被繁重的临床工作淹没,时间越来越不够用,这对未来的职业生涯也是有害的。因此,我们在 Mini-CEX 中需要非常注重时间控制,一定要在有限的时间内完成特定的临床工作,时间到则考核结束。

2. 反馈　一定要给学员良好的反馈。我们的经验中,提倡的反馈模式是先请被考核的学员自己陈述感想,然后进入"三段式"反馈模式,而不是简单的"三明治"式反馈模式。

反馈强调的是带教老师和学员的互动,而不是单单由带教老师进行教育,这对带教老师也提出了更高的要求。

正是因为这种方式对带教老师也有一定的要求,带教老师也需要进行刻意练习,学习新的教学模式。这就是师资培训中"Mini-CEX 工作坊"主要的出发点。我们使用模拟病例在师资培训时引入模拟 Mini-CEX,请带教老师使用病例来扮演患者、学员和上级医师,演练诊疗过程,培训带教老师的观察、评估和反馈的方式。本书在讲解了 Mini-CEX 的过程后,也提供了相应的病例和互动,可供"Mini-CEX 师资培训工作坊"使用。

最后,Mini-CEX 无疑是一种新生事物,所以一定有很多地方需要进一步改进。我们提供了自己医院对于 Mini-CEX 考核表格的改革过程,在住院医师规范化培训的进程中不断使用和调整,也一定会进一步演进。然而,其中的理论基础和目的是一样的,从理论到实践,Mini-CEX 一定会陪伴着住院医师规范化培训的发展继续成长。

李 剑

目　录

目
录

临床能力评估的现有方法和困境

小李从血液科研究生毕业,今年考入了复旦大学附属华山医院内科基地,参加为期3年的住院医师规范化培训。在这里,他遇到了血液科医师大李。大李比小李年长10岁,当时还没有住院医师规范化培训制度,但是大李医师实际上也参加过24个月的轮转学习。在大李医师看来,轮转十分重要。当年,大李医师毕业后就分配在血液科,到医院报到后的前24个月,都在各个科室轮转,没有回到血液科上班。

其实,这个情况和小李是一样的。但是大李当时对轮转非常热情,学什么都愿意参与,因为他知道结束轮转回到自己科室以后,就没有机会再出来学习其他科室的知识了,所以下决心要夯实所有基础。而小李却充满了困惑,感到自己提不起干劲。他自己也分析了原因,一则,研究生期间做的都是基础研究,一下子到了临床,还有很多不适应;二则,将来能否留在血液科,还是个未知数。所有的部门都说,他们是内科的,不属于特定的专科,最后留不留,要看医院的名额。就这样,一个月换一个科室地轮转,时间过得很快。就出科考试而言,毕竟都是学过好多次的东西,也不是很难。

在此期间,大李和小李进行了一场 Mini-CEX。考核结束以后,大李对小李进行了反馈:"你对患者不够耐心,总是打断患者。你的诊断也不够全面,忽略了患者的基础疾病……"

小李医师心里想:"我学了11年,到医院里规范化培训,是来学知识的,为什么还要参与这种问病史和查体混在一起的考核啊?再说,这样的考核太主观了,分数高低完全看老师的想法。"

大李医师同样有些困惑:"这种不计入轮转分数的考核,有什么价值呢?而我自己这样的反馈,好像也起不到什么作用啊。"

其实他们两位遇到的困境就是目前住院医师规范化培训中常见的一种困境,即对于临床能力的认识差异。大李和小李医师决定从这里开始,重新看一看 Mini-CEX 这样一种不计入分数的评价方式对于临床能力培养的意义。

第一节 临床能力的定义和主要内容

一、临床能力的定义与沿革

临床能力是一名医师在临床工作中所必须具备的能力,

也是医学生、实习医师和低年资医师需要在医院中不断学习和实践打磨的能力。简单地说，就是通过练习和不断积累经验获得"看病"的能力，包含了对疾病的认识、对患者的诊断和治疗以及不断自我学习和自我进步的能力。

纵观医学的发展历史，围绕临床能力定义和评价方法的主流观点也几经改变（表1-1）。

表1-1 不同国家和机构关于医师临床能力的表述

机构	年份	临 床 能 力
美国内科医学委员会	1979	①能力：专业知识、技术技巧、人际关系；②问题解决技巧（如临床数据采集和出具诊断）；③面临问题的性质；④与诊断和治疗相关患者的社会心理学层面
美国内科医学委员会	2002	①能力：专业知识、技术技巧、人际关系；②问题解决技巧；③面临问题的性质；④与诊断和治疗相关病患的社会心理学层面；⑤交流技巧；⑥专业精神（包括道德操守、对病患种族多元化的理解、负责的态度）；⑦基于系统地实践（对整个医疗卫生体系的理解、改进和最优化）
美国国家科学院医学研究所	2003	①提供以患者为中心的医疗服务；②实践循证医学；③应用质量改进；④信息利用、多科协作团队医疗
加拿大专家医学指导机构	1996	①临床决策；②沟通技巧；③临床协作；④管理能力；⑤健康促进；⑥科教能力；⑦专业精神

机构	年份	临 床 能 力
英国皇家医师学院联合会	1986	①良好的临床诊疗结果；②维持良好的临床技术水平；③承担教学、培训、鉴定和评估任务；④患者关系；⑤同事协作；⑥廉洁、正直；⑦身体健康
新西兰医务委员会	1995	①临床技术；②沟通；③团队协作；④管理；⑤学术；⑥专业精神

目前被广泛接受的是 1999 年美国结果项目咨询委员会（OPAC）和美国医学专科委员会（ABMS）给出的 6 个临床核心能力：

医学知识（medical knowledge）、专业素养（professionalism）、看病能力（patient care）、交流能力（communication skills）、在实践中学习和提高的能力（practice based learning and improvement）、医疗系统中的训练（systems based practice）。

1990 年，乔治·米勒（George E. Miller）提出了著名的"米勒金字塔"（图 1-1），首次提出了医师临床能力评估的基本分层框架，金字塔的每个层级都代表了对医师成长不同阶段的要求。

第 1 层是专业知识与操作理论，无论医学生还是住院医师都应该具备；第 2 层是应用能力，指医师在临床工作中，在每个特定的情况下，知道如何应用其知识解决临床问题；第 3 层是临床技能，指医师能够展示其应用知识完成具体临床

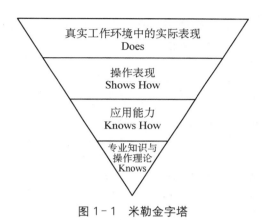

图 1-1 米勒金字塔

诊疗的能力;第 4 层是综合的实际表现,代表医师在日常实践中实际做了什么,又是怎样做的。

每个层面对医师的临床能力意义不同。对于医学生而言,能力考核主要考察其对医学知识的掌握和应用,也就是第 1、2 层;而对于规培阶段的医师而言,由于其面对的是真实的患者,需要完成第 2~3 层的进步,最后顺利到达第四层,成为一名优秀的医师。

罗纳德·爱波斯坦(Ronald M. Epstein)等在前人基础上深化了临床能力的内涵,认为临床能力应构建在以下各方面的基础上。

(1)科学认知能力:获得并使用知识来解决现实问题;

(2)综合能力:使用生物医学和生理心理学知识进行临床推理;

(3)沟通能力:与同事、患者有效交流;

（4）情感/道德能力：明断、人道地使用临床技能的意愿、耐心以及情感性觉悟（表1-2）。

表1-2 临床能力的维度

认知	运用资源	处理不确定性	忍受焦虑和歧义
核心知识	从经验中学习	情境	情商
基础交流技能	技术	临床设置	尊重患者
信息处理	体格检查技能	时间使用	回应患者
应用知识到实际情境	外科/操作技能	沟通	人文关怀
隐性知识和个人经验	综合能力	交流技巧	思维习惯
解决抽象问题	兼具科学性、临床性和人文性的判断力	冲突调和	善于观察、注意
新知识的自我学习		团队协作	必要的好奇心
认识到知识漏洞	合理使用临床推理策略	教学相长	识别认知和情感的偏见
提出问题	联系基础和临床知识	情感/道德	乐于承认和改正错误

二、人文素养是临床能力的固有部分

临床专业课程能够提供的核心知识和体格检查、操作技能仅仅是临床能力的一小部分，不难发现临床能力对医学人文素养的要求渗透了各个维度。

人文素养的核心内容是人类对生存意义和价值的关怀，

也就是所谓的"人文精神"。医师面对的是人的生命,同时"人"还具备社会属性。现代医学模式注重人类、生命内在质量的关怀,强调心理、社会因素对人的影响,肯定了人文关怀与人文精神对健康的意义。目前,我国的医学教育仍受到传统生物医学模式的影响,注重医学知识传授和技能培养,住院医师规范化培训也只注重培养学员的临床上对疾病诊治的能力,或者是临床科学研究能力。传统生物医学模式的长期渗透,会使医师把患者当作"生病的机器",而不是具有社会属性的"人"。

现今的医学模式已经转变为生物-心理-社会医学模式,尽管许多医学院校已经进行着医学教育的改革,但对医学生的医学人文精神的培养远远不够。传统的教育模式已暴露出许多弊端,主要表现在忽视学员能力培养和人文素质教育上。国外学者对于人文素质和临床能力关系的研究显示,在使用内、外、妇产、儿科案例对学员进行客观结构化临床考试(objective structured clinical examination, OSCE)考试后,4个科别的学员OSCE得分均与客观评价的该学员移情能力得分正相关。医学的社会性和服务性决定了医师应具备良好的人文素养。我校对医学专业的培养规划作出了明确的通识教育课程要求,驱动了医学生综合素质的培养。兼有近年来开设的医学导论等医学人文课程,帮助医学生在系统学习专业知识之前即打下深厚的人文基础。住院医师要提高自己的临床能力,培养人文素养,必须结合具体临床实践,不断学习,不断超越自己。

三、沟通能力是一种通过学习才能获得的职业能力

有这样一个对比鲜明的例子，同在普外科的医师 A 和 B 有着悬殊的沟通能力。A 的手术技术一般，难免有手术并发症的时候，但因为他善于沟通，乐于交流，患者往往心满意足地离院，甚至有位患者知道自己"刀开得并不好"，仍然因为 A 的真挚和友善给他送了锦旗。而 B 则是科室里公认手术水平最高的医师，但由于其性格冷淡，鲜少与患者沟通，竟因为"医师态度冷漠"这样的原因而屡屡被投诉。

这种情况在每个医院都普遍存在。决定医师临床能力高低的不单单是临床操作能力，还包括良好沟通等综合能力。沟通能力并不是天生的，需要在临床上不断主动学习才能提高。而且，医师的沟通能力是一种特殊的沟通，具有医师职业的特殊性，只有在职业过程中不断进行练习，才能成为职业化能力的一部分。木桶的短板决定了总体水平，这种职业化沟通能力的进步，也决定了医师的临床能力。

随着医学模式的转变，医患沟通的价值取向也应从过去的"以疾病为中心"转向"以患者为中心"。这最早由美国学者 Balint 在 1969 年提出，用以表达这样一种理念，即患者"应该被视为独一无二的人（an unique human-being）"。如何平等、有效地与患者进行沟通，是传统的医学教育难以顾及的部分，而这一部分又迫切需要在住院医师规范化培训过程中得到练习。

乔治华盛顿大学医学中心开展的实践医学课（practice of medicine，POM），以临床伦理与医患沟通为主干，通过教学、评估与反馈，有效地提升了该校医学生的沟通能力。

临床能力是贯穿一个医师整个职业生涯的能力，而其中的沟通部分，传统的终结性评价则难以进行评估。在我们的实践中发现，形成性评价却可以观察到医师的沟通能力的动态变化过程并进行及时有效的反馈，实现持续改进，提高学员的整体能力。

第二节　师徒式医学培养与规范化医学培养

"我觉得我们轮转就是帮医院打工，对自己一点意义也没有。"有一天小李医师找到大李医师，情绪有点激动。

大李医师说："怎么会这样想呢？规范化培训的轮转计划为的就是给学员提供多学科的临床经验，只有全面了解到常见疾病的诊治，才能够提高临床能力，确保以后的行医安全啊？"

"我知道，"小李医师有些懊恼，"就是觉得到了其他科室，老师们都是我的上级，总是向我提出很多要求，但并没有解释我该干什么。很多时候我有疑惑，但是老师也没有告诉我为什么要这么做。现在想想，索性让我干什么就干什么好了，反正过了这个月我就离开了，随便弄弄吧！"

小李医师表现出的态度对大李医师而言并不陌生。以前，医学教育就如同老式的技艺传授一样，讲究"师徒关系",在这种上下级分明的关系中,难免会产生对立感,也会模糊掉学员的学习目标。这对学员树立正确的学习态度、取得良好的学习结果相当不利。

"所以,"大李医师顿了一下,"其实你并不知道轮转过程中需要掌握哪些技巧,也不知道经过了一段时间的学习自己是否获得了提升,对吗?"

"是啊,有时候觉得自己轮转过和没轮转之前差不多嘛"小李挠挠头,"我都不知道每天除了干活有啥意义。"

将临床培养的目的和重点明确指出,并使上级医师和住院医师都明确培养的目的和标准,能够分析水平的进步,才能提高临床教育的水平,在这样的认知下规范化临床培养应运而生。

一、规范化临床培养的历史与现状

早期的医学培养和传统的毕业后医学培养通常使用师徒式(master-apprentice)教学设计。在这个架构中,住院医师就像是学徒,上级医师就是师傅或者导师。学徒可以直接参与治疗患者的实际工作中进行学习。随着学徒的独立行医能力逐渐提升,所受到的导师监督和干预也逐步减少。在此过程中,导师往往能够掌握学徒通过师徒式培养获得的临床能力情况,并依个人直觉对其进行评估。这是一种传统的医学教学模式,即便是在现代医院中,也可以看到这种模式。这种模式的优点在于可以精确地"因材施教",在个体上提高住院医师培养的专业水平;但是这种方式的缺点更加明显:学员的水平完全取决于导师的水平和喜好,不但不同的导师可能带出不同水平的临床医师，就是同一个导师，因为个人喜好，带出来的医师也差异明显。在整体上就会导致医师诊治水平参差不齐，不但危害患者，还影响到整个医学的发展。

20世纪初，美国的医学院开始出现以学科为中心的医学教学模式，即在课堂上系统地传授医学基础知识和临床理论，并在医学院的后期阶段进行见习和实习。这种模式的改变建立了医师培养的传统模式，开启了规范化培养医师的新时代，但也导致了基础与临床脱离的不足。为了解决这一新问题，加拿大在20世纪60年代首先采用了基于问题的教学模式（problem based learning，PBL），即通过设置一个实际临床问题和临床情境，让医学生通过主动回顾、学习、查阅理论知识来独立解决实际问题，来达到基础与临床相结合。

以美国为例，住院医师规范化培训体系的建立和完善经历了从1889年第1个住院医师规培基地的诞生至今近130年的历程。全美住院医师规培的统一管理始于1981年美国毕业后医学教育认证委员会（accreditation council for medical education，ACGME）的建立。各个规培基地要对住院医师严格监管，同时在保证患者安全的前提下对住院医师实行渐进式培训模式（gradually increased responsibility），此模式对不同年资的住院医师有不同的要求。高年资的住院医师必须能够有带教低年资住院医师的能力，直至住院医师完成规范化培训时可以独立行医。此外，ACGME还要求每次住院医师轮转以后，带教老师都要对住院医师进行评估，作为出科考核的基本内容。2002年开始，ACGME要求所有培训基地都以6大核心能力评估住院医师。

在提出 6 大核心能力以后，ACGME 在 2016 年又推出了"里程碑"评价体系，要求所有的专业基地向 ACGME 报告住院医师培训过程中的"里程碑"。"里程碑"对 6 大核心能力要求进行了具体化和细致化，对住院医师从训练开始到完成规培时可以独立行医的每步过程的能力都有具体的里程碑式的要求。里程碑分为 5 个不同的水平，Level 1 为医学生水平，Level 5 是住院医师完成规培后的水平，每个专业都有自己的"里程碑"，内容从十几个到几十个不等。每个专业基地的临床能力评估委员会对基地的每个住院医师根据"里程碑"的内容定期进行评估，每 6 个月要向 ACGME 报告一次评估结果。这也体现了美国对于住院医师渐进性独立能力的要求。

美国和加拿大对于毕业后医学受训者的临床监管政策都包含分级、渐进责任制概念。然而近年来，美国国内的很多政治体系也开始对美国规培住院医师的临床监管力和临床自治度产生了影响，包括管理式医疗护理系统和医疗保险、住院医师工作时长上限法规以及患者安全运动等。管理式医疗照顾系统在美国的广泛贯彻执行对临床培训项目产生了不可否认的影响，其利弊则备受争议。

对临床监管和自治度的影响包括流动岗位的培训内容增加（受训者在传统住院环境下获得的持续性、自主性的患者护理经验减少）以受训者的特定医疗活动受限于受训的医院等等。在我们正在进行的住院医师规范化培训中，也发现了这一点。

要求轮转学习的内容增加，轮转医师也在增加，导致单位时间的特定轮转内容大为减少。例如每年有的医师心内科只轮转 1 个月，而这个月中只管理了 6 个病例，并且都非常简单，所以轮转中如果学习效率没有相应提高，又缺乏有效评估的话，轮转学习的结果就一定不会理想。

在我国，住院医师规范化培训是指医学专业毕业生在完成医学院校教育之后，以住院医师的身份在认定的培训基地接受以提高临床能力为主的系统性、规范化培训。这是毕业后医学教育的重要组成部分，目的是为各级医疗机构培养具有良好的职业道德、扎实的医学理论知识和临床技能，能独立、规范地承担本专业常见多发疾病诊疗工作的临床医师。

我国住院医师培训可追溯到 1921 年，由北京协和医学院首次实行，并提出了严格的"24 小时住院医师负责制"和"总住院医师负责制度"。新中国成立后，高等医学院校的师资队伍不论在数量还是质量方面都无法适应医疗事业发展的需求，故于 1962 年首次提出住院医师培养的相关问题。1979 年，卫生部草拟了《高等医学院附属医院住院医师培养考核试行办法》，标志着我国的住院医师培训考核工作正式展开，也进入了我国住院医师培训制度试验时期（1979～1992 年）。

卫生部于 1986 年开始在浙江、上海、北京等地进行试点。这一阶段的试点工作仅在高等医学院附属医院中实行。1993 年，伴随着市场经济体制的确立，住院医师培训制度也正式建立。2002 年 6 月，卫生部科教司针对住院医师培训过程中的种种问题在北京召开了全国住院医师规范化培训

工作研讨会,标志着我国住院医师培训制度进入完善期
(图 1-2)。

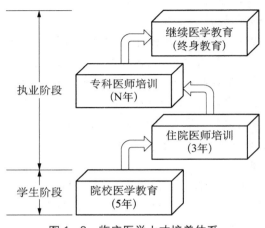

图 1-2　临床医学人才培养体系

　　以北京协和医院的住院医师培训制度为例,1921 年建
院之初,创办者就立志将其建设成为"亚洲最好的医学中
心",这也标志着北京协和医院严格、规范的住院医师培训制
度自此开始。北京协和医院的住院医师分为住院医师和总
住院医师两大阶段,有 24 小时负责制、分级查房制及 3 年轮
转制。其评估体系包括:每年的过程考核、出科考试和 3 年
培训后的北京市级举行的结业考核。通过考核者可获得北
京市住院医师规范化培训合格证书。为体现动态考核的重
要性,各专科开展 OSCE。每月住院医师轮转科室的主治医
师和护士长将对住院医师综合能力做出考核,包括临床理论

和技能、病历书写、医患沟通、医护配合能力等。住院患者出院后的满意度调查中也有对住院医师诊疗工作进行评估的项目。北京协和医院住院医师培养设置了详细的评估办法与退回机制，为我国此后进行的住院医师培养打下了坚实的基础，也创立了我国住院医师规范化培训的主要模式。我院住院医师规范化培训从 2010 年开始试行，2014 年全面开展。

二、师徒式医学培养与规范化临床培养

师徒式医学培养与规范化临床培养显然是两种截然不同的教育模式。数十年间，师徒式医学培养似乎已被现代科学所摈弃——由于"科学劳动力"的急遽增长，如医学院扩招、全国统一实施规培导致学员数目陡增，传统的一对一教学模式不堪重负。表面上我们悦纳了新模式——规培模式，实则两种培养模式各有其利弊。

在师徒模式下，轮转医师与上级医师存在天然的顺序关系，接受家长式或师徒式管理，这种管理几乎渗透在每个临床行为之中。上级医师能掌握其所培养的轮转医师的实时状态，并能对其临床能力作出主观评价。而规范化临床培养开始以后，轮转医师和上级医师之间的关系与之前大不相同，轮转医师成为了定期更换的"学员"，上级医师在其中负担的责任自然减少，对学员临床能力的了解程度不够，造成了轮转医师愈发困难的进阶之路。

师徒式培养模式并非一无是处，规范化临床能力的培养固然可以系统地教授显性知识，而那些只可意会不可言传的隐性知识则往往只能在师徒式医学培养中获得。而临床实践中的个人提升又确实依赖于那些代代相传的、随临床情境的改变而具有相当的广泛性和不确定性的隐性知识。但师徒式培养相应的问题在于导师的个人能力不同导致其对学徒临床能力的培养存在很大的"异质性"，毕业分配到何种水平的医院更会造就何种能力水平的医师，这成了患者盲目相信大医院、大医院人满为患、看病难的主要原因。

同属异质性问题的还有导师对学徒的评价体系的差异。荷兰的一项调查中发现，不同导师对学徒是否具有临床胜任力的判断标准并不一致。大多数导师都认同如果没有亲眼见过学徒的操作，是无法妄下定论的，但也有导师表示可以盲目信任一个和他一同值班的学员能够独立完成某一操作。对于学徒临床独立能力的培养，各导师也持有或保守或开放的想法。有人认为需要权衡患者的利益来决定是否给学员培养独立能力的机会，也有人认为有时候就需要大胆一些，放手学徒去做。时代的变迁与思想的沿革给教学理念提出了新的平等要求。更科学、客观、平等是以"同质性"为核心的规范化临床培养相对师徒式培养所具有的天然优势。

两种模式相互冲突，但也存在和解的可能性，Mini-CEX等临床评估方法就开创了这样一条折中之路，将规范化的培养与师徒式反馈有机结合。

Mini-CEX是美国内科医学会（ABIM）发展并推荐的一种以前述6大核心能力为框架进行设计的评价住院医师临床能力的测评工具。Mini-CEX由考核者直接观察被考核者在临床诊疗过程中的工作,包括医疗面谈、体格检查、人道专业、临床诊断、健康咨询、组织效能、整体评价 7 个项目。ABIM 希望借用这种方法,来切实促进医师的针对性的自我学习能力,提高认识,培养出"同质化"的医师。

Mini-CEX 不是传统教学模式的替代,而是在传统的教学基础上的一个有益的尝试方向。因此,我们医院在规范化培训初期就引入和改良了 Mini-CEX 制度,试图构建一个正面的提高临床能力的新模式。

第三节 规范化培训背景下临床能力评估方法

临床能力评估对各个阶段的医学生或医师来说都不陌生,每一位医师都或多或少地参与过各种形式的考核。即使进入住院医师阶段,测试与评估仍然是十分重要的。美国一项对 446 个内科医师的调查显示:分别有 80％和 94％的医师希望能够得到对自己的专业知识和医疗质量的反馈。可见,临床能力评估应贯穿一个医师的职业生涯。本节主要介绍临床能力评估现有的几种方法。

一、基于模拟的评估方式

OSCE 与标准化患者(standardized patient,SP):OSCE是 Harden 开发建立的一种通过模拟临床场景测试学员临床实践技能的客观、有组织的考核框架;SP 是指从事非医疗工作的轻症患者或正常人经过培训后,能恒定、逼真、准确地模仿患者临床症状、体征和病史,通过模拟临床经过考核评估学员的临床技能及人文素养（图 1-3）。

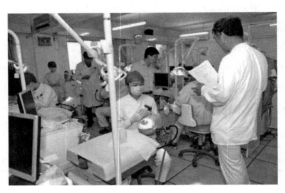

图 1-3　OSCE 现场

OSCE 联合 SP 的评价方式因其具有临床环境模拟仿真效果高、评价结果客观、对教学有促进作用和对学员学习过程中的形成性评价具有重大意义等优点，已经在我国被广泛应用于各个科室以及学员临床基本技能和临床思维能力的常规考核评价中。应试者要经历多个站点、多种内容与形式的考试。OSCE 考核不仅可以客观评价学员的临床能力及人文素养，还可以提供形成性反馈，促进学员专项临床能力的提升。OSCE 与 SP 的缺点在于脱离真实、单调、程式化、训练成本高、广泛推广难等。

计算机模拟病例考试（computer-based case simulations, CCS）：计算机模拟提供逼真的诊疗环境，模拟过程中，医师在无暗示情况下对模拟患者进行完整的诊疗和监护，病程的发展由模拟时间和考生的干预措施共同控制,利用计算机程序比较学员与专家管理患者的思维差别为学员表现打分。主要用于考察考生的诊疗决策和管理患者的能力。CCS虽具有安全、反复性强、无暗示评价结果客观的优点,但同时也具有技术要求高、资金投入成本高、无法直观观察考生临床实践能力、应用局限的缺点。

高仿真模型(emergency care simulator,ECS):高仿真医学模拟系统是为危急处理非技术技能训练提供的团队协作能力评价的安全虚拟平台。能明显提升受训者在临床实践中的指挥、协调、沟通和管理技能。随着技术的发展,精细模拟模型已为专科专项操作提供练习和考核的必备设备。而高仿真模型对技术支持要求极高,准确性的校准、调试和更新仍面临巨大挑战。

二、基于工作场所的评估方式

技能操作直接观察评估(direct observation of procedural skills,DOPS):是通过直接观察学员临床操作中的表现并给予评分的一种评价方法。相比较于OSCE,DOPS是在临床真实环境中对操作者的评价,主要用于评价临床操作,可以真实地反映操作者对技能的熟练性及应用程度,目前多项临床技能操作教学,如颈静脉置管术教学、护士中心采血教学等均已采用这样的评估方式。应用DOPS对学员临床真实情景下的操作进行直接评价均已被证实可以很大程度提高终末技能考核成绩,提升学员具体临床技能。然而在目前紧张的医疗环境中,大多数操作很难使用DOPS直接评价,而且我国现阶段终末成绩多以笔试为主,学员可能面临时间及精力分配困惑,操作时间及愿意配合的患者有限等困难,因此在使用DOPS时还需要综合考量,评估考核环境的安全性及时间分配等问题。

Mini-CEX:用来评估住院医师临床技能,是一种兼具教学与评估的工具,是一套基于真实患者的培训体系。主要通过在门、急诊或病房工作中,由主治医师直接观察住院医师的临床诊疗工作,按照问诊、体格检查、人文关怀、临床判断、健康教育、组织效能及整体评价7项评分,测评与临床工作同步进行。国外已有多项研究证实其内容效度、关联效度及结构效度具有明确的实用价值,目前已有很多国家将Mini-CEX量表作为住院医师及医学生临床能力评估及教学的工具。克服了模拟人不能完成有效沟通等问题,考核内容全面、真实、灵活、具备科学性,且不受时间和场地的限制,省时省力,简单易行,其即时反馈的特点对学员的技能提升意义重大。

三、基于网络的评价方式

住院医师综合性观察法(comprehensive observations of resident evolution, CORE)是一种基于网络的评估整形外科住院医师技能的方式。CORE有一个快速评价住院医师每次整形手术表现的网络平台,通过电脑自动编码即可评估总结住院医师技能学习进展状况,简单可行,具有分析数据客观且迅速等优点,但是现阶段的软件维护和平台更新是一个难题。

四、人文素养的评价

国内的医师培养体系中,人文素养的评价尚属空白。在美国,执业医师资格考试第2部分临床技能考试过程中已加入对语言表达能力以及与患者和家属沟通能力的测定;在英国,学员只有通过专业级语言评估委员会考试才能得到行医资格,考试内容包括沟通能力等人文技能评价。

目前国内外对于人文素质的评价尚缺乏"金标准"。我国执业医师资格考试第2部分,通过选择题的形式针对医学伦理学、医学心理学和卫生法规3部分内容对医学生人文素质进行考核。此外还有档案袋评价的方式,是指有目的地收集学员的基本状况、自我反思学习过程,以期促进学员的形成性评价、促进自我能力及素养的提升。其优点在于可以持续性促进学员及带教老师主动参与评价,但仍存在标准化和客观化程度低,需要一定经费投入的缺点,使得目前无论纸质档案袋还是电子档案袋的使用和推广都存在一定困难。

五、其他评价方法

1. **理论考试** 用于考核对医学知识的掌握,如属于笔试的多项选择题(multiple choice question,MCQ)、简答题(short essay),以及国家执业医师资格考试等。

2. **病历评估** 一般做法是随机抽取申请人曾经诊治的完整病历资料进行评估。主要评估是否掌握了诊治常见病的能力,包括病历的书写是否完整、规范,诊断是否准确,治疗是否及时、合理等内容。

3. **患者满意度调查** 用于调查患者就医体验(包括医院、门诊、住院回诊)的满意度。

第四节 现有临床能力评估的困境

一、临床能力评估的关键问题

从测试的设计角度来看,临床能力评估是用于检测医疗质量和临床实践适合度的测试,因此必须针对规划度(blueprinting)、有效性(validity)、可靠性(reliability)、标准设置(standard setting)以及其形成性或终结性(formative or summative)功能的明晰度这等关键问题进行设计。

多选题、论述题以及口头测试等方法可用于测试"事实性"问题(factual recall)和对知识的掌握,但临床表现(clinical performance)则需要使用更加复杂的方法来进行评定,评定方法包括直接观察式的"长站、短站"考核,OSCE以及SP的使用等。无论如何发展,对医学教育进行评估的目的总是为了可靠地检测学员的表现,从而预测其假以时日后的临床能力,同时兼具教育性、形成性。

评估促进学习。很多人觉得这句话有误,认为专业知识才是任何临床课程的关键。事实上,医师们已被高负荷的工作量所压垮,仅仅对临床课程中需要考评的部分进行有效学习。为了改善学习质量,评估应该具有教育性和形成性,学员能够从测试中学习并收到反馈,从而帮助其构建更完善的知识和技能储备。可以说,评估才是最适合驱动专业学习的引擎。

此外,为了适应对医师临床表现的关注和公众对医师临

迷你临床考核:从理论到实践

床胜任力的需求,评估应具有总结性功能。能够决定一个医师是否适应临床实践的各种临床能力测试应运而生。这也是医学教育所面临的挑战——兼具形成性和总结性的测试方法不可多得。如果评估的关注点囿于入选和排除,那么就会忽略学习过程中所带来的重要影响(表1-3)。

表1-3　临床能力评估方法的关键问题及其描述

终结性/形成性	清楚测试目的
规划度	针对课程的学习目或专业所需的必要能力来规划测试
有效性	为能力评估选择合适的量表 总是能够形成一个综合性的测试
可靠性	选取到足够的样本 临床能力在不同任务中的体现并非一成不变 对于高权重的选择应保证足够的测试长度 考官应尽可能多
标准设置	定义评估终点 事先设置合适的标准,如最低能力

　　一个好的评估方法应兼顾可靠性和有效性。虽然 MCQ 这样的评估方法具有较高的可靠性(图1-4),但显然,通过米勒金字塔对 MCQ 的有效性进行评估,会发现 MCQ 仅仅能够满足对学员成长第 1 层的评价,综合性远不及 OSCE、Mini-CEX 等。

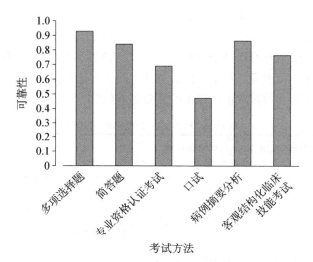

图1-4 文献报告的4小时长度的各评估方法可靠性

二、主流评估方法的缺失和困境

从前文所述的几个要点来分析,我们以 Mini-CEX 这一主流评估方法为例,已有文献报告,由接受过专门培训的考官所进行的 Mini-CEX 考核频次超过3次时,其评价结果表现出了较高的稳定性。也就是说 Mini-CEX 的可靠性毋庸置疑,而在有效性、标准设置、规划度这几个方面,能够对学员进行综合评价的 Mini-CEX 显然也更具优势。更为可贵的是 Mini-CEX 并不是"一锤定音"的评价模式。在不同培养阶段分别对学员进行 Mini-CEX 考核,可以反映出学员临床能力的动态变化及趋势,具备了"形成性"。既然如此,我们为什么说主流评估方法存在缺失和困境呢?这就要引出

"临床胜任力"这一概念。

"胜任力"是由戴维·麦克利兰（David C. McClelland）教授在1973年首次提出。有学者认为这是与有效或出色的临床工作绩效相关的临床医师自身潜在的特征，包括医学理论知识、临床操作技能、逻辑思维能力、沟通交流能力、危机处理能力、临床工作态度等方面的要素。可见临床胜任力的要求比临床能力更进一步。如果说临床能力倾向于体现医师的临床技能（包括知识、操作、交际等），那么临床胜任力则更进一步，超脱基础的"医患关系"，要求医师发挥主观能动性，为适应一种岗位乃至一个行业的需求而发展的个人能力。

实际上，现有临床能力评估方法的缺失是测试导向的缺失——缺乏导向胜任力的评估维度从而导致了困境。不论是SP还是真实患者的应用，各项临床测试对临床技能的检测都在尽力臻于完善，然而一个设定了既定回答程序的SP或观察一次实实在在的收诊患者，都难以对一次医疗程序以外的个人素质加以评价。人工智能、大数据等现代智慧的发展，使得各行各业的自动化、机械化、智能化程度逐渐升高，医疗行业亦然。医师队列中，有人紧跟趋势投入移动医疗事业，也有人开始借助自媒体平台发光发热。创新、科普、传递关爱、引导行业发展……在保持精湛临床水准的基础上，越来越多脱离传统观念的新标签出现在新时代的医师身上。除了临床技能以外，临床医学的培养必须注重综合能力的提高，这是临床胜任力的内涵，也是临床评估发展的导向。

（虞逸静　李　剑）

医学胜任力的评价

这一天,教育处要求住院医师去参加培训,小李医师也去了。这次培训的内容是关于"医学胜任力的评价",小李医师觉得很有意义,可是转念一想,发现自己在临床轮转中每天都在上班写病史,什么都应付不过来,哪里可以看到医学胜任力呢?

疑惑的他找到大李医师请教,医学胜任力到底是怎么回事呢?大李医师刚接到一个急会诊,对小李医师说:"要不跟我去看一个会诊,边走边谈吧!"

急诊的患者倒是不复杂,是一个过敏性紫癜患者,也没有特别的出血现象,家属有点小焦虑。急诊接诊医师比较忙,所以大李医师看完患者,一边写好会诊意见,一边和急诊医师交代了注意事项,然后又和家属谈了谈。小李医师和其他人一样,为大李医师的老练折服了。

大李医师说:"刚才的会诊,就这个疾病的知识上,是不是你在实习的时候就知道的?"

"这倒是啊,早就学过的呢。"小李医师说。

"所以,让你来看这个患者,就从技术的角度上看,有没有困难？"

"单单从技术角度嘛……"小李医师迟疑了一下，"就是具体的药物可能有点不熟悉。"

"还有呢？"

"还有就是会诊、开药、和护士医师交流等，这套流程没有您做得好。"小李医师说，"还有和患者家属讲情况等，也不会这么熟悉。"

"对啊，"大李医师语重心长地告诉他，"这些全部加在一起，才能称为一名完整的医师，这是一种医学胜任力的体现。现在在住院医师规范化培训阶段，学员们临床技能总是被反复强调，而医学胜任力不那么被重视。其实医学胜任力和临床技能一样，也是需要学员们不断学习的。"

第一节　医学胜任力的定义

"胜任力"(competency)一词由美国哈佛大学戴维·麦克利兰(David C. McClelland)教授于 1973 年首次提出，其在《测量胜任力而非智力》的文章中提到：区分优秀与普通者重要的因素是一个个体特征，包括动机、态度、个性、自我形象、价值观、某领域的知识、认知或行为技能等，而这一特征被他定义为胜任力。

"冰山模型"也常常被用来描述胜任力，知识、技能等岗位基本素质是冰山以上的部分，被称为基准胜任力，而冰山以下的被称为鉴别胜任力,包括自我概念、特质、动机等。鉴别胜任力往往才是区别优秀与普通者的关键,同时常常是不容易被发现和测量的(图2-1)。

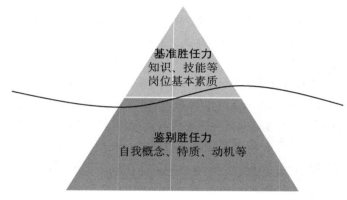

图2-1　胜任力"冰山模型"

而目前基于胜任力的教育在包括经济、管理、教育、法律等各个行业中被广泛讨论。临床医学作为一门对于技术和人文都具有高要求的特殊学科,对于胜任力有着更加强烈的需求。在实际的工作环境中需要医师具有熟练的操作技能和医学知识,良好的医学人文素养,医患、医护以及上下级沟通能力,自发认识医师职业特质而遵守职业道德规范的崇高道德,而这些正是基于胜任力的医学教育(competency-based medical education,CBME)所重视和提倡的。

　　CBME要求所有学员达到培养目标要求的胜任力,同时对医学胜任力进行评价,检验其学习效果和过程,这是临床实践教育重要的发展之一。对于医学胜任力的内涵,目前还尚无统一标准,但一直以来有许多学者做过医学胜任力评价或医学胜任力模型的相关探索和实践。

斯温(Swing)回顾了美国医学研究生教育认证委员会(ACGME)为加强住院医师的培养,促进胜任力评估,提高教育成果的利用而提出的医师胜任力模型,即 ACGME 框架 2007 的住院医师 6 大胜任力。

弗兰克(Frank)引述了加拿大医学会对医师的胜任力要求,即加拿大医师胜任力框架(Canadian medical education directives for specialists,CanMEDS)框架,该框架在 2015 年确定了医师 7 个核心角色,包括医师应成为医学专家(medical expert)、领导者(leader)、健康促进者(health advocate)、沟通者(communicator)、合作者(collaborator)、学者(scholar)和专业人员(professional),该胜任力模型更加注重医师的管理能力、临床能力和沟通能力,但是不够全面的是该模型未将重要的创新意识等能力列入其中。

埃拉韦(Ellaway)提到英国医学委员会(general medical council,GMC)为评价英国医学院提出了明日医师(tomorrow's doctors,TD)项目和基于 TD 项目发展而来的由苏格兰院长医学课程组(Scottish deans' medical curriculum group,SDMCG)提出的苏格兰医师(Scottish doctor,SD)项目。TD 项目旨在提供英国本科医学教育的框架,2009 版 TD 项目将医师职业理解为 3 个不同的角色:学者和科学家、实践者、专业人员。同时,对于英国医学研究生教育和培训,GMC 提出了培训医师项目,该项目认为新注册的医师应达到 7 项要求：卓越的医学实践、保持卓越的医学实践、教学和训练以及评价和评估、与患者的关系、与同事协作、正直、健康。

而在由 SDMCG 提出的 SD 模型中主要包括 3 项基本元素：

(1) 医师能够做什么？（技能）

(2) 医师怎样做？（智能、情商、分析和创造能力）

(3) 医师的人格和专业能力。

之后又有 12 个具体的子项目来评价这些能力，比如对于技能而言，其下具体的子项目包括：临床能力、操作程序、患者调查、患者管理、健康促进和疾病预防、交流能力、医学信息学。该胜任力模型在英国、瑞士、西班牙等国家得到广泛应用。

Epstein 等认为除外基本技能，医师也应该具备临床推理、专业判断、分歧管理、专业性、时间管理、学习策略和团队合作等多维度综合能力。

医学专业的能力是指能够习惯性和明智地使用沟通、知识、技术、临床推理、情绪、价值观和日常实践中的反思来服务于个体和群体。其不是单一的，而是综合的，包括：获取和运用知识来解决实际生活中的问题的认知能力，使用生物医学和心理社会学来进行临床推理的综合能力，与患者和同事高效沟通的交流能力，以及明智、道德地使用这些能力的意愿、耐心和情感。

胜任力则是成功地去完成任务或者达到工作要求的能力，并且可以有统一的标准进行测量。而医学胜任力是指卫生专业人才具备的可以被测量的从事具体、复杂的临床实践的能力。

上文中提及的各国学者们也在尝试着将医学胜任力这一抽象概念的内涵丰富,进一步将医学胜任力这一概念具体化和详细化,进而提出了医学胜任力评价的各种模型。由于医学专业的特殊性,对于医学从业者能力的要求是多方面的,因此医学胜任力的评价不应该是笔试或终结性评价,而是综合多种考核方式和评价性质,对医学胜任力模型的每个组分进行有所权重的评价。尽管不同国家、不同医学教育管理机构对胜任力有不同的描述和解释,但基于胜任力的医学教育的宗旨是通过临床实践教学使医学生都能深刻认识医疗岗位的需求,发挥主观能动性,提高临床知识、临床技能、人文素养以及创新能力,从而具备较强的医学胜任力。

第二节　提高医学胜任力的价值

胜任力有着丰富的内涵,包括动机、态度、个性、自我形象、价值观、某领域的知识、认知或行为技能等。各国学者也不断尝试提出医学胜任力模型,用以指导临床教学工作和评估医师的临床能力。目前,国际上比较认同的医学胜任力模型是由 ACGME 提出的住院医师六大核心能力,包括:医学知识、基于实践的学习和提高的能力、患者照顾、人际交往技能、专业素养、医疗系统中的训练(图 2-2)。

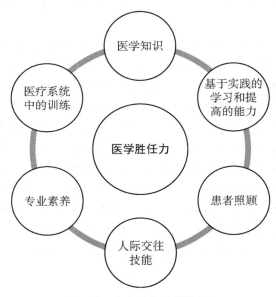

图2-2 六大核心医学胜任力

一、医学知识

医学知识是指医师具备生物医学、临床、流行病学、社会行为学等专业知识,并具备能够将这些运用于患者照护的能力。

在我国,一般情况下,一名医学生成长为一名合格的医师,必须先经过5年临床医学本科课程的学习,课程的内容涵盖基础医学和临床医学。与此同时,医学心理学、卫生法、流行病学等社会行为学及人文相关课程也越来越受到重视。

基础知识的积累和临床经验的积累在成为一名有胜任力的住院医师的规范化培养过程中同样重要。医学知识是临床操作和患者照护的基石,通过对医学知识的不断吸收,并通过临床实践,学会如何将书本上"死"的知识融会贯通,用到实际面对的临床上,正是从一名医学生成长为一名医师过程中必须学会的。

　　科技的进步日新月异,循证医学在医学领域大放异彩的当下,无论是疾病诊断和治疗更新迅速,医务工作者只有不断学习和积累最新的医学知识,才能更好地给患者提供照护。

二、基于实践的学习和改进

　　基于实践的学习和改进是指医师通过分析和评价患者诊疗经过,评估和理解科学性的证据而进一步提高自己临床实践能力。

　　在医师的临床工作中会不断地遇到新的患者与新的情况,很多时候教科书的知识和医学院的基础课程学习并不足以完全覆盖所有的情况。因此在面对新的情况时,住院医师们需要求助于上级医师并且去查阅更加专业的书籍以及寻找更新更强的证据,并且联系实际对患者的情况进行分析和评价,找出最合适和有益的证据,最后应用在临床实践中。通过这样的过程能够使得自身的临床经验得到累积,当再次遇到相同的情况时知道如何处理,进而取得临床实践能力的提升。

　　因此,临床能力是一个不断学习和更新的过程,而作为医师能够从日常工作遇到的临床案例中吸取经验,提升自我,具备终生学习的能力,才是临危不乱、从容应对临床问题的关键。

三、患者照顾

患者照顾是指医师需要给患者提供有同情心而合适有效的照顾,以帮助患者治疗疾病和促进健康。

在医院中,作为医护人员,面对和处理的不应该仅仅是疾病本身,更应该将患者视为一个"完整的个体",体现出对于患者个体的照顾。

同时,患者作为一个鲜活的、有情感和感知的个体,获得的照顾也应该是有温度的。患者与医师的关系是共同面对疾病,共同抗争疾病的关系。具备良好患者照顾能力的医师,在运用医学知识和医疗手段帮助患者对抗疾病的同时,能够使得患者感受到医护人员的关爱,促成更和谐的医患关系。

四、人际交往技能

人际交往技能是指医师能够拥有与患者、患者家属和医疗人员之间高效信息交流的能力。

尽管在现在的医疗大环境下,人际交往技能和沟通能力已经被重点地强调,但在临床工作中常常还是有很多无效沟通的情况发生。

首先,医学的知识对于患者来说相对专业和复杂,但临床的操作和治疗手段都需要在取得患者知情同意的情况下才能进行,如何将复杂专业的医学术语转换为患者能够理解和接受的语言是有效沟通的前提。其次,医学面对的主体是人,不是没有情感的机器,需要与患者或患者家属沟通的内容又多与疾病健康甚至生死关联,因此很多患者以及患者家属在自己或亲人遭受疾病打击带来的身体和心理痛苦情况下可能无法完全理性地思考,这种时候,运用何种情感和患者以及患者家属交流？是尽量为理性客观而保持适当的距离还是尽可能地去站在患者的角度？这些都需要医师掌握微妙的平衡,因此与患者的沟通不是一件简单的小事,需要学习和锻炼。最后,不仅仅是医患之间的沟通,医师与医疗团体之间的沟通能力也同样重要,因为在现在的医疗实践中,对于患者的照顾往往不是医师一个人的事情,而是整个医疗团队合作完成的,上至科室中的专家教授,下至管床的住院医师甚至实习医师,都参与到了患者的诊疗过程中。因此,人际交往技能作为胜任力中的一环,是进行临床诊疗、构建良好医患关系的关键。

五、专业素养

专业素养是指医师能够履行职业责任、遵守道德准则和正确对待不同类别的患者群体。

如果说医学知识是成为一名有胜任力医师的专业基础,那专业素养是对医师专业性更高的要求。人体可以比喻成一台精密的仪器,任意医学的操作都可能"牵一发而动全身",一旦造成对于身体的损害甚至生命损失则是不可逆的,因此,医学是一门极为严谨的科学,而医师的工作过程被描述为"战战兢兢,如履薄冰"并不无道理。专业素养保证医师是否能尽职尽责地对待患者,很多时候比人文素养更被患者看重。对于一名合格的医师,能够对患者进行准确地诊断、及时正确地处理、减少患者手术痛苦、帮助患者更好地恢复等都是专业素养的体现。专业素养同时也包括能够遵守道德准则、有仁爱之心、对患者的病情有责任心、对患者的痛苦有同情心,社会对医师的道德要求绝非仅限于作为道德底线的法律。古语云:"德不近佛者不可为医,才不近仙者不可为医。"虽有夸张的成分,但亦可窥见专业素养对于医师这一职业的重要性。

六、医疗系统中的训练

医疗系统中的训练是指医师能够表现出对大的医疗保健环境的响应能力和有效呼吁系统资源提供最佳的医疗服务的能力。

这一核心能力对于医师的要求很高,往往也是医学院不会教授的一课。世界卫生组织提出的"五星级医师"中要求医师是:卫生保健的提供者、保健方案的决策者、健康知识的教育者、社区健康的领导者和健康服务的管理者。其中健康服务的管理者即要求医师能够利用卫生资源,在卫生系统内外与个体或组织一起工作,满足患者和社会的需要。

目前,在我国,公立医疗仍旧是主流,这意味着无论是医师还是医院都不是孤立的,不可避免地受到医疗政策、卫生保健制度以及其他卫生系统中的组织、机构和资源的影响。因此基于系统的实践能力,体现在医师的管理能力,不仅医师能够协调病患病情轻重缓急的关系,而是对成长为更高年资医师的要求,即如何能够有效组织利用卫生资源,使其更好地服务社会和患者。

第三节 医学胜任力的学习：和临床技能一样需要不断学习

医学胜任力要求临床医师在日常医疗服务中熟练、精准地运用交流能力、学术知识、技术手段、临床思维、情感表达、价值取向和个人体会，使所服务的个人和群体获益。当今的生物医疗技术飞速发展，知识的传播和更新也随着网络的进步而变得前所未有的方便。这也无形中对临床医师提出了更高的要求，因此医师所要掌握的岗位技能要不断增长和更新，只有一直保持着学习、探索之心，不断更新自己的知识库，加强技能锻炼，才能做好一位有胜任力的临床医师。

和临床技能一样，医学胜任力也是需要不断学习的。要提高医学胜任力，以下几点十分重要。

一、明确不同层次的学习目标

基于 CBME 是从社会对于医师岗位的要求出发，通过最后要达到的目标反推要求，进一步判断医学生和医师成长过程中需要学习的内容，进行相关的培训。根据医学人才培养层次，从本科生、硕士及博士研究生分别构建系统、连续、分层的人才培养目标体系，构建适合不同阶段的知识架构，努力做到共性培养下的个性化培养，强调医学基础理论与学科前沿知识的融合、医学科学与人文科学之间的整合等。进行医学胜任力的学习首先要认识到在不同阶段、不同层次的医学工作者需要达到的目标。

本科生阶段是学习基础知识的阶段，注重的是临床基础知识及基本技能的培养，本科后期参与到临床的实习过程。因此，本科阶段的学习目标是能够胜任基层临床医疗工作，独立处理临床的基本问题及能够识别危重患者及病情。

硕士研究生，无论是临床型还是科研型硕士研究生，都已经在医学这条路上走得更远，在具备扎实的基础医学的同时，要更熟悉临床医疗，熟悉专业领域的新技术、新进展，成为具备独立从事临床医疗和一定科研工作能力的人才。

完成住院医师规范化培训的学员的目标应该是能够掌握专科临床技能，独立处理专科常见病，并能在上级医师指导下处理疑难危重患者，同时具备良好的与患者沟通的能力，基本能够开始成为独当一面的临床工作者。

博士研究生阶段则需要熟悉专业的前沿知识，保持知识及技术更新能力，对疑难危重病例具有较强的判断及处理能力。熟悉临床流行病学及循证医学的研究方法，能够发现临床科学问题、开展临床科研、申请科研项目及熟练撰写学术论文。

二、参加多维度的学习

现代高等医学教育已经走过了百年的历程。100年前美国《弗莱克斯纳报告》的发表，将现代科学融入医学教育课程之中，开启了医学现代教育的旅程。最开始以学科为中心的课程模式，即医师先接受系统的科学教育，再从公共基础课程、临床医学课程到临床专业课程渐进性地过渡。到20世纪50年代开始，建立以器官系统为中心的课程模式——整合课程模式，提倡学科交叉以及理论和临床知识相结合的教学。1969年,由神经病学教授Barrows首创以问题为基础学习(problem-based learning, PBL)的课程模式,即从临床实际可能涉及的复杂现实问题出发,以学员为中心,以小组讨论为形式的教学模式。

基于胜任力的医学教育作为第3代国际医学教育改革的核心内容之一,注重对核心素质的挖掘和开发。提倡综合各个学科,不排斥以往的课程模式而是整合各种课程模式的优点。要求能够利用一切学习途径,将学员的潜能发挥到最佳,而这些学习模式包括传统课程的讲授、小组学习、以团体为基础的教学、早期接触患者和服务群体、多层次基地培训、与患者和社区长时间保持联系以及利用IT技术等。

临床医师应在不放弃基础知识的积累和回顾的同时,需要关注学科前沿的发展。医院和其他专业组织举办的学术会议和临床病例讨论会中往往会有专业相关前沿知识和新兴领域的汇报和探讨,在医学院校中相关社团和学术委员会也常会根据医学院学生和基础研究学者的需要,开展知识讲解、前沿解读或诊断治疗技术相关的学习探讨会或讲座。临床医师平日可以关注相关的信息,根据每个临床医师自身的需要进行选择,把握这些学习机会,进而提高自身对学术前沿的把握力。

与此同时,在众多医学院校中基础医学知识学习阶段仍然采取以学科为中心的课程模式,但能够将各学科知识包括基础和临床知识结合起来,这种整合能力在临床工作中很重要。

医学知识整合能力的训练可以通过对临床实际问题和

复杂病例的探讨来实现。可以尝试在日常实际病例中学习，熟悉不同情况下临床诊断和临床处置的过程，并在提出和解决临床问题的基础上提倡住院医师深入思考和提出疑问，并利用图书馆和网络资源寻求解答方法。而对于没有相关解答的、存在争议的重要临床问题，可以作为科学研究的思路，进行科研探索，进而通过这一完整的过程，实现对于一种疾病从基础到临床探索的纵向整合。

现在，多学科诊疗模式（multiple disciplinary team，MDT）门诊也在各个医院建立起来，探讨的往往是涉及多个学科的复杂病例。可以尝试将其用于临床教学，鼓励住院医师规范化培训的学员参与，帮助学员们进一步整合各个学科的知识，积累多学科疾病的诊疗经验，实现医学知识的横向整合。

三、注重医学人文素养的学习

目前，国内众多医学院校都已经开始注重医学人文理念的培养，在本科阶段就鼓励大家参与人文讲座和讨论。国内外知名专家会开展人文医学的专题讲座，校内也会设计专门的医学人文课程。因为医学是严谨科学的同时，更重要的是，服务的对象是人体。人是有社会性的、有情感的生物，医学应当具备人文精神。

低年级的医学生还未接触临床，单纯地在低年级的课堂上学习医学人文的知识，尚未实际体会其重要性和临床经验，未免会觉得没有带入感和枯燥乏味。单纯的理论知识灌输也难以引发大家的思考和共鸣。所以，我们提倡从案例入手，将临床情景剧教学模式引入课堂或围绕真实热点案例进行讨论,探讨其中所蕴含的人文知识,并学习如何处理复杂情景下的医患关系;让同学们从患者的角度分析患者的心理感受及情绪体验,培养同理心;以医学前辈的真实事例为榜样,树立高尚的医德情操和伦理观念,从而提高学员的参与感,引发学员们的深入思考。这样的模式比填鸭式的理论教育更能带来长期的收益。

在住院医师规范化培训阶段,学生通过细心观察医务工作者在实际临床工作中与患者交流的优点和不甚完美之处,以及对复杂的临床情况进行有效、有益的医患沟通之后自我的不断反思和归纳,便能提高自己的医学人文素养和沟通交流能力。

四、保持批判和创新的精神

医学教育最终目标是培养出具备良好医德医风和精湛医疗技术、具有创新精神和创新能力的医学人才。批判性思维能力是"决定应该相信什么或应该怎么做,进行合理或反省的思维"。批判性的思维是有效获取知识的基础。批判性思维要求学员在遇到问题时不要认为理所应该,也不是简单地直接接受当今的新技术、新知识,而是能够提出问题,并在批判思考中对知识进行吸收、分析和总结,并寻找问题的答案。在梳理和归纳过程中建立知识的系统性与完备性,进而提高自己对于临床基础知识的掌握,完成临床思维训练。

目前医学仍然是一门年轻的科学,科学并非永恒的真理,而是在实践的基础上产生的,在不断探索实践中阶段性地接近真理。现代医学并不成熟与完备,是值得临床医师去批判和创新的。也只有通过批判和创新,现代医学的未来才会不断进步。在传统的讲授教育模式下,学员往往需要被动地接受知识,批判和创新思维一般较为薄弱。

因此,在明确批判和创新精神意义的同时灵活运用 PBL 课程模式,在解答案例的过程中尊重事实和客观证据,不盲从。这不仅仅能培养学生针对问题收集信息和证据的能力,更重要的是,能培养他们对于证据进行判断和针对实际情况运用知识的能力,并从问题中归纳总结,找到最佳解决方法的同时,提出自己独到的思考。

第四节 医学胜任力的学习方法

CBME 已经成为当代培养医学专业人才的核心方法,不仅可以提高学员的胜任力,还能检验和评估学员的学习过程及效果。通过 CBME 使完成教育的学员具备成为医师的实践能力,能满足患者和社会的需求,并可持久地从事具体、复杂的临床实践。医学胜任力的学习和传统的临床技能的学习存在着根本的不同。通过了解医学胜任力的学习并比较其与传统临床技能学习的不同,我们可以对医学胜任力的理念有更深刻的理解。

一、学习内容

传统的临床技能学习内容往往由学术或专业的官方机构代表根据行业传统、优先目标和价值观念加以制定。教学者根据自身的经验和理解来决定应该教授的内容,进而通过课程设置决定教学目标。而医学胜任力的学习提倡由所期望的学习目标决定课程设置。医学胜任力通过对目前公众和社会的健康需求入手,进一步确定社会卫生系统中工作的医师应该具备的能力,然后调整课程设置以使学员具备这些能力,并在学习过程中进行评估,发现欠缺之处再着重进行学习。

目前,关于医学胜任力内涵的讨论很多,尽管不同国家、不同医学教育管理机构对胜任力有不同的描述和解释,但大多数学者提倡的医学胜任力标准都是综合性的,都涵盖熟练的操作技能和医学知识、良好的医学人文素养、医患沟通能力,以及自发认识医师职业特质而遵守职业道德规范的崇高道德。

临床技能则主要包括临床实践、专业理论知识和职业道德3个方面。单纯的临床技能学习内涵不及医学胜任力丰富,往往忽视了临床医师所需要的创新意识和对于健康资源的管理能力等。传统的临床技能学习在临床实践、专业理论知识和职业道德三者中偏重临床实践的培养。尽管临床医学是一门实践性很强的学科,临床医师的临床实践能力是评价医学教育质量的重要指标之一,但是目前医学的发展仍然具有一定的局限性,在很多疾病面前医学仍然感觉无力,作为"To cure sometimes, to relieve often, to comfort always"(有时去治愈,常常去帮助,总是去安慰)的临床医师,具备人文精神和良好的医患沟通能力也同样重要。

二、学习方式

医学胜任力的学习提倡的是个体化学习,而不是只有传统的单一课程设置。CBME模式并不排斥传统的课程模式,而是在确认教学目标和学习内容后,在培养方式上博采众长。无论是前一章所提到的以学科为中心的课程模式、整合课程模式还是 PBL 课程模式,都可以被运用到医学胜任力的学习中。学员结合自身的情况和实际需求,在学习中自由选择课程和学习方式,在时间和地点上不受限制,只需要实现获得所需要的胜任力的目标即可。同时 CBME 模式的学习方式也不提倡一成不变,而应该以胜任力培养为导向,根据社会对于临床医师的需求和地区学员的实际条件进行及时调整。总的原则是利用一切学习途径将学员的潜能发挥到极致。

对于传统临床技能学习的讲授模式,学员往往是被动接受知识,而医学胜任力的学习方式更提倡学员主动参与。学习氛围是轻松、主动的,学员可以自主充分地表达自己的观点,并且及时得到其他学员和带教老师的反馈。学习过程的推动是以学员提出的问题及表现为导向的,而非像传统教学那样由带教老师主导课程进行。因此,可以在实际操练和学员与带教老师的沟通反馈中,尽可能地当场暴露课程相关的问题,并通过对知识的及时讲解和讨论,加深学员对问题的理解,高效改进学员的不足之处。

三、学习评价

医学胜任力和临床技能的内涵都十分广泛,因此其评价工具应该有明确的目的、恰当的形式和内容以及适宜的使用环境,并且符合有效性和稳定性的要求,往往不能只通过一个评估工具反映评估对象的全部情况。

米勒金字塔模型可以被用来评估医学教育的结果,该模型从底层至上层的 4 个水平分别为知识(knows)、能力(knows how)、表现(shows)和行为(dose)(图 2-3)。

临床胜任力的米勒模型(又称米勒金字塔)

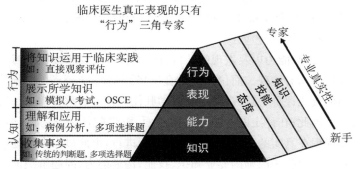

临床医生真正表现的只有
"行为"三角专家

将知识运用于临床实践
如:直接观察评估

展示所学知识
如:模拟人考试,OSCE

理解和应用
如:病例分析,多项选择题

收集事实
如:传统的判断题,多项选择题

行为

表现

能力

知识

态度 技能 知识

专家

专业真实性

新手

Based on work by Miller GE, The Assessment of Clinical Skills/Competence/Performance; Acad. Med. 1990; 65(9); 63-67
Adapted by Drs. R. Mehay & R. Burns, UK (Jan 2009)

图 2-3　医学胜任力的米勒金字塔模型

　　知识,处于金字塔最底部,是所有临床胜任能力的基础,是一个临床医师必须具备的素质,主要与人的识记能力有关,可以通过客观测试完成检验。

　　能力,是指在面对特定病史、实验室检查时知道如何使用自己已经获得的知识,从上述临床资料中获取信息,分析并形成诊断意见和管理计划。

　　表现,是指在实际医疗环境(病房或急诊室)测试中的表现。评估依据主要是与患者的互动、诊断准确性和患者管理方案,主要评估将知识变成行动的能力。

　　行为,处于金字塔顶端,是指日常工作中的行为,与医疗质量直接相关。

对于知识和能力的评价,多选题、单选题和口试均可用于评价记忆为主的知识测试,而病例考察则可以考察在特定临床情形中运用知识解决问题和临床推理的能力。评价临床表现的传统方法是真实患者的长病例或短病例测试,目前由此基础上发展的客观结构化临床测试(OSCE)也在我国被广泛应用。

知识、能力以及表现的评价方法在传统的临床技能学习评价中均有体现。而位于米勒金字塔顶端的"行为"在传统临床技能评价中缺失,这却是医学胜任力评价的重要部分。

因此,在评定的方法和场所层面,医学胜任力学习的评价提倡在真实的或模拟的工作场景下进行,由此最大限度地真实反映临床医师的专业知识、技能、沟通能力、问题解决能力和个体特征等医学胜任力的指标,进而预测在真实情况下临床医师的表现。而传统的临床技能学习的评价往往远离一线临床,运用书面题目来评价知识和能力,运用模拟场景替代临床场景间接评价临床表现。

再者,传统的临床技能学习的评价强调终结性评价,在一定阶段的学习或者培训结束后,以预先设定的教学目标为基准,对评价对象达到目标的程度即教学效果做出评价。终结性评价可以用来评价知识和实践操作能力,但对学习能力、创新能力、个性特质、职业发展等的评价是难以完成的。而医学胜任力的学习提倡形成性评价。形成性评价指在教学活动运行过程中,为了解学员的学习情况,及时发现教和学中的问题而修正其本身轨道所进行的评价。

CBME 重视学习者的主动性,学习者与其他学习者及教学者之间的良性互动。通过在学习过程中教和学两方相互反馈和评估,了解学习的效果和进展,从而根据实际评估情况进行教学计划的调整,最大限度发挥学习者的潜能。最终学习者得到的不仅仅是知识或者操作技能,更是能力的培养(表2-1、2-2)。

表2-1 医学胜任力的 Miller 金字塔模型

金字塔	内容	内涵	评估方式
第1层	知识	对事实进行收集(fact gathering)	判断题,多选项选择题
第2层	能力	理解和应用(interpretation/application)	病例展示,文章,病例题
第3层	表现	将所学的知识展示出来(demonstration of learning)	OSCEs
第4层	行为	日常实践中的表现(performance integrated into practice)	直接观察,实地评价

表2-2 传统临床技能和医学胜任力比较

	条目	传统临床技能	医学胜任力
学习内容	制订依据	老师或官方机构自身经验和理解	公众和社会的健康需求
	内涵	临床实践、专业理论知识和职业道德	更丰富,也包括创新意识、管理能力等

	条目	传统临床技能	医学胜任力
学习方式	个体化	较少	提倡
	课程模式	较单一	综合
	学员参与	被动	主动
	场景	一线临床之外	真实或模拟的工作场景
学习评价	时间	终结性评价	形成性评价
	内容	知识、能力、表现	知识、能力、表现、行为

（刘师学　李　剑）

学习评价模式：从终结性评价到形成性评价

大李医师其实内心也很疑惑，医院推行的 Mini-CEX 并不是硬性要求，可以考，也可以不考，最后也没有一个客观的分数，只有老师给的评价而已，这种考核到底有没有价值？

况且，医院已经有了年度考试和每个科室的出科考试，再增加额外的考核，对小李医师这样的学员会不会等于增加了负担？正巧，大李医师的老同学老谢从美国回来，聚餐时谈到了这个问题。老谢表示，美国医师的轮转中，老师的签字和评价对于轮转的学员来讲非常重要。在轮转中的住院医师看来，上级医师的这些评价很有针对性，有助于快速提升自己的医学胜任力。另外，这种评价是轮转学习的重要提交材料，对将来找工作也有作用。所以他们常常主动追着老师对自己进行评价。

大李医师于是明白了，Mini-CEX 作为一种形成性评价模式，应当是住院医师规范化培训中的重要组成部分，其核心是由学员发起、以学员为中心，学员自我评价和带教老师的鼓励引导相结合，老师来观察、评估并给予学员反馈，这样才能真正帮助学员提升医学胜任力。

第一节　两种不同的学习评价模式

教学离不开评价,医学教育也不例外。根据评价在教学过程中的形式和功能,教学评价可分为形成性评价和终结性评价。顾名思义,形成性评价强调动态地评价教学过程中的某些时刻,而终结性评价主要评价教学结束时的成果。表面上看,两种评价截然不同,实质上两者绝非水火不容,而是你中有我,我中有你。在教学实践中,稍有不慎就可能会混淆两者的功能,作出无效或低效的评价。因此,有必要理清两种评价的特点。下面请读者分析两个案例,判断并解释属于何种评价。

案例一

小李医师对于形成性评价这个词汇并不陌生,在医学院读书期间,就有不少课程除了期末考试之外,还要求同学进行随堂演讲、操作模拟考试、撰写课程小论文等,最终按照一定的比例构成该门课程的成绩。但是在完成这些作业之后,小李大多数时候并没有收到老师即时的评价和反馈,而只是收到一个客观的成绩。小李觉得这些年来自己做随堂演讲的能力是有所提升的,对于论文书写也有一些提高,但是具体该怎样针对性改进就不是很清楚。这是 Mini-CEX 想要实现的形成性评价吗?还是只是形式更为丰富的一种终结性评价呢?

案例二

　　大李医师在刚刚进入华山医院做住院医师的时候,也需要在每个科室结束时填写评价表。其中包含了问病史、查体、医疗文书书写、医患谈话、具体临床操作项目、科室交班、病例汇报等项目,每项都要求在完成时由相应负责老师打分、签字。在大李的印象中,有几位老师很乐于给他提一些建议,并对他的表现做一个总体的评价,这使得他在这几个科室的学习阶段一直保持着比较高的学习热情。大李医师得到的反馈好,成就感油然而生;得到不太高的分数,也不会很沮丧,因为老师已经给予很有针对性的建议,相信下一次一定可以做得更好。时至今日,当时的得分早已忘记,但每个老师的反馈都还历历在目,这几个科室的知识也掌握得特别好,在临床上还能用得上。

　　相信读者心中已经有了答案,并且对于上述两种情景都不陌生,这正是每个医学生走过的路。事实上,医学教育路漫漫,终结性评价和形成性评价各自有它们的用武之地。下文我们将对这两种评价模式做系统的对比,让诸位理解他们各自的优缺点和适用范围,并试图解释为何要在住院医师规范化培训阶段纳入更多形成性评价,以帮助住院医师们更快地成长。

终结性评价是一种传统的评价方式，贯穿于整个医学教育之中。他以考试成绩来评定学员学习能力和教学质量，是在一个学习阶段末对学员学习结果的评价。

终结性评价主要针对学习内容中易于量化的方面，例如知识和技能。评价结果多以精确的百分制来体现。终结性评价具有惩罚性，除了给学员评定学习成绩外，对后阶段学习还具有预测、评估的作用，能确定学员在后继课程中的学习起点。在医学教育中应用终结性评价可以评价医学知识和实践操作能力，但难以评价学习能力、创新能力、个性特质和职业发展。同时这种评价是在一种正式的、封闭的和严肃的氛围中进行的，易使学员产生焦虑感和紧张感。举例来说，古时的科举考试和现下的高考都属于典型的终结性评价模式。

形成性评价是在教学活动过程中，为了解学员的学习情况，及时发现教和学中的问题而修正其本身轨道所进行的评价，目前已经越来越多地运用到教学中。

形成性评价内容包括学员日常学习过程中的表现、所取得的成绩以及所反映出的情感、态度、策略等方面的发展，是基于对学员学习全过程的持续观察、记录、反思而做出的发展性评价。形成性评价在开放的、宽松的和非正式的氛围中进行,评价结果可采用描述性评价、等级评定或评分等形式。它是建立在事实判断基础上的评价,因而具有评价的差异性、针对性和即时性,能及时给学员提出改进建议和发展方向。其目的是激励学员学习,帮助学员有效调控自己的学习过程,使学员获得成就感,增强自信心,培养合作精神,从被动接受评价转变成为评价的主体和积极参与者。

对比两者,可以将差别总结如下:①终结性评价关注"How did I do?",评估的是教学效果,往往与结业、学位挂钩,评价结果可以带有惩罚性;②形成性评价关注"How am I doing?",侧重发现住院医师培训过程中教和学的问题,在学习过程中给学员提供修正机会,评价的过程和结果都是非惩罚性的。形成性评价正越来越多地运用到医学教育的评价体系中,其涉及范围有本科生课堂、实习阶段以及住院医师规范化培训等。

以案例一为例,表面上小李医师的成绩由多方面构成,但本质是一种"升级版"的期末考试,更多的考核形式并没有带来实质性的提升。我们期望的是,类似案例二中描述的评价-反馈机制更多地出现在住院医师工作的情景中。这种机制不仅有助于动态评估学员的学习能力、观察学员问诊完成度的变化、沟通方式的改变,更可以通过反馈引导学员正确认识自身的优点和不足,促进其自我提升,并及时让教学计划进行有针对性的调整和改进。图3-1反映了两种评价模式培养结果的区别。

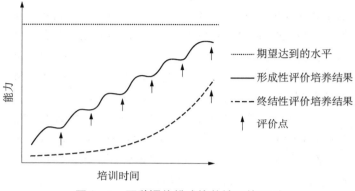

图3-1 两种评价模式培养结果的区别

第三节 两种评价模式在住院医师规范化培训中的应用范围

住院医师规范化培训(以下简称规培)是医学生毕业后教育的重要组成部分,占据了医学终生教育的承前(医学院校基本教育)启后(继续医学教育)的重要地位。事实上,上述两种评价模式在规培考核中均有应用。培训考核的制度如下。

住院医师规范化培训管理办法(2014)第六章 培训考核

第二十八条 住院医师规范化培训考核包括**过程考核**

和结业考核，以过程考核为重点。过程考核合格和通过医师资格考试是参加结业考核的必备条件。培训对象申请参加结业考核，须经培训基地初审合格并报省级卫生计生行政部门或其指定的行业组织、单位核准。

第二十九条　过程考核是对住院医师轮转培训过程的动态综合评价。过程考核一般安排在完成某专业科室轮转培训后进行，**内容包括医德医风、出勤情况、临床实践能力、培训指标完成情况和参加业务学习情况等方面**。过程考核由培训基地依照各专业规范化培训内容和标准，严格组织实施。

第三十条　**结业考核包括理论考核和临床实践能力考核**。国务院卫生计生行政部门或其指定的有关行业组织、单位制订结业考核要求，建立理论考核题库，制订临床实践能力考核标准，提供考核指导；各省级卫生计生行政部门或其指定的行业组织、单位负责组织实施结业考核，从国家建立的理论考核题库抽取年度理论考核试题组织理论考核，安排实施临床实践能力考核。

根据以上考核制度，我们不难发现，两种评价模式在规培中都有运用，其中通过过程考核是参加结业考核的必备条件，而结业考核则是规培通过的最后关卡。然而，以华山医院为例，在推行 Mini-CEX 之前，形成性评价的体系相对简单。大部分科室仅安排笔试出科考，或因为工作繁忙干脆略过不考，凭印象打分。少数有形成性评价表格的科室也可能碍于情面在评价过程中缺乏区分度，大家的分数都接近满分。

　　小李医师坦言，某些科室因为患者少，临床工作较为轻松，住院医师之间时常形成一种"合作契约"，即轮流值班，其他人可以有更多时间做自己的实验室工作，或者在家休息。毕竟最后的考核只是一张卷子，而图书馆和办公室相比，显然更适合安静地背书。

　　以上诸多情况显然都是不可取的。规培的目的是培养更具医学胜任力的临床医师。例如，遇到滔滔不绝的患者和家属该如何问诊？家属对临床处理提出质疑时应该如何沟通？上级医师的要求难以达到怎么办？如何帮助急症患者做 CT 检查而不用排整整 3 个星期的队……教科书上没有正确答案，而这些细节其实构成了医学胜任力的重要部分。可以说，有时候正是这些小事阻碍了医师将所学的知识和最佳治疗方案运用于患者。

　　本书第 2 章中提到，住院医师六大核心能力包括：医学知识、基于实践的学习和改进、患者照顾、人际交往技能、专业素养、基于系统的实践能力。在学习结束时设置终结性考试可以有效检验学员对医学知识的掌握程度，但另外 5 项或许交给形成性评价更合适。考核的存在对于教师和学员都是一种提醒，因此可以构成双方对医学胜任力进步与否的检验与反馈机制。如果形成性评价能够帮助小李医师意识到，错过宝贵的临床训练时间意味着错过临床胜任力的培养，或许他会更倾向于待在病房。

第四节 形成性评价的优点和使用难点

一、形成性评价的优点

形成性评价具有以下几个显著特点：

1. 明确、可行的目标　形成性评价的关键是帮助学员明确需要达到的学习目标。这一目标必须具有一定的挑战性，学员经过努力才能达到。带教老师在教学过程中，帮助学员了解自己现有的知识、技能与学习目标之间的差距，引导学员采取行动，缩小差距，最终实现学习目标，并为新的目标做准备。

2. 具体、有效的标准　一般来说，形成性评价不用具体的分数或等级来评定学员，而是参照一定的标准，质性分析学员的成功或失败，使学员真正了解自己，明确努力的方向。标准可由师生共同讨论决定。制订标准的过程对学员来说也是一次自我鉴定、自我评估的过程。

3. 及时、频繁的反馈　形成性评价强调在教育活动的进程中监控学员知识与技能的获得。这种评价使带教老师有机会随着时间的推移在多种学习环境中了解并指导学员的行为，而不只是获得学员在特定的时空或环境下的表现。这种贯穿于学习过程中的评价能提供学员活动的关键信息，有助于带教老师及时发现问题，并采取措施加以补救。

4. 主动、深入的反思　形成性评价要求学员养成反思的习惯,认真、客观地反思自己的学习过程,了解自己的学习进展,确立努力的方向和方法,分析自己的长处与不足,以便扬长避短,增强信心,充分发挥自己的学习潜能。

5. 多元、互动的评价主体　形成性评价不仅强调老师对学员的评价,而且重视学员间的相互评价、自我评价以及家长对学员的评价、学员对老师的评价。这就避免了由于评价主体单一而造成的片面甚至错误的评价,由这种评价得到的反馈信息才真正具有借鉴、指导的价值。

6. 丰富、有趣的评价形式　根据 Hein 和 I'rice(1994)的研究,学员从事的任何活动都可以用作评价。带教老师可以通过观察、访谈、问卷、日记、课堂提问、课外作业、课堂游戏、各种考试等方式收集信息,从而为自己的教和学员的学提供反馈,以便调整教学,促进学习,提高教学效率。

7. 尊重、发展学员的个性　形成性评价以促进学员的全面发展为目的,在承认学员个体差异的基础上,将学员作为有着不同个性特征、不同兴趣爱好、不同需要的个体,对学员的知识、智力、能力、情感等各方面进行评价,并引导学员进行自我评价、相互评价、合作评价,帮助学员更清楚地认识自我,充分发展个性,培养独立自主的学习能力和创新意识。

8. 相信、鼓励学员的成功　Black 和 William 通过实验发现,只要不将学员笼罩在"能力""竞争""班级排队"的氛围中,而将形成性评价的重点放在学员作业或测试中的具体问题上,使学员了解自己的薄弱环节和提高的途径,那么这种评价用在成绩差的学员身上效果非常好。形成性评价承认学员有未开发的潜力,打破学员"成绩差-认为自己能力不行,再多努力也无济于事-对自己失望-不愿意花时间精力学习-成绩更差"的恶性循环,相信所有学员都可以进行高水平学习,帮助他们看到自己的成功,使之相信只要坚持努力,就能一直进行富有成效的学习。

二、形成性评价的使用难点

良好的形成性评价体系的建立对评价者和被评价者都提出了很高的要求。

(1)双方能够就评价目的达成共识,不是为了对住院医师的水平下定论,而是共同去发现临床工作中存在的问题,明确未来努力的方向。

(2)评价者能够以旁观者的身份观察住院医师的临床工作,尽量不影响其发挥,尤其不能让患者产生对住院医师的不信任,应当竭力维护医患之间的信赖关系。

(3)评价者需要对所评价的临床工作内容有足够的经验,能够提出住院医师可以接受的专业意见。各级医师可以根据自身经验给予不同程度的指导,但需要力求全面、客观、实际、有益,尽量避免给出打击住院医师自信心和积极性的"毁灭性"批评意见。

(4)被评价者需要克服对"评价"的恐惧,积极要求上级医师对自己的临床工作进行评价,竭力展现最真实的水平,并将评价者给出的意见谨记于心,运用到今后的临床工作中。

总而言之,形成性评价必定会在医学教育评价体系中占有越来越多的比例,其强调了反馈的重要性,试图通过不断地建议和鼓励来督促医师成长。

这样，当住院医师需要面临终结性评价时也能够拥有更充足的底气，以求得到更好的职业发展。因此可以说形成性评价并非要替代终结性评价，而是作为一种有益的补充，使整个医学教育考核形式更为完备。

（马相宜　李　剑）

体验式教学

小李医师轮转来到了神经内科，由于不是自己的专业。小李医师特别担心无法胜任神经科复杂、精细的专科查体，他向大李医师倾诉苦恼，说这么多体格检查根本记不住，做了这个就忘了那个，何况身上的肌肉这么多，每块肌肉的肌力都有特定的检查方法，全部记住根本不可能。

大李医师沉默了片刻后说道："这样，你今天下班回家后，把每项体格检查项目的做法都搞明白，不强求记住所有的顺序，明天再来找我。"

第2天，小李医师又找到了大李医师，大李医师说："好，现在假设我就是一名患者，我会提示你需要进行的体格检查的名称及顺序，你就在我身上一个个完成吧。"就这样，小李医师完成了全套完整的体格检查后。大李医师又说："现在我不再提示你需要检查的项目及顺序，你再来操作一次吧！"

小李医师再一次完成了体格检查，他的操作显著地增快了，而且自主改变了部分体检顺序，使得整个操作更加流畅起来。

大李医师笑着说："现在还觉得记住每块肌肉的肌力检查手法是不可能的任务吗？"

体验式教学的优点显而易见，在"操作中学"，可以使从书本上学习的知识真正成为实际掌握的技巧，也使学员对知识的掌握格外牢固。

进入住院医师规范化培训阶段，灌输式教学已经不适应教与学的发展。越来越多的临床教学要求学员具备实践操作能力、与人沟通能力、与医疗环境的协调能力。在住院医师规范化培训中，实践的价值更加大于知识学习。因此，在教学过程中采用何种教学模式将直接影响医师的培养过程以及对于轮转知识学习的兴趣。体验式教学是就是现有较为实用的一种新式教学模式。

第一节　体验式教学的来源

体验学习源于西方英文"OUTWARD-BOUND"，原意为一艘小船离开安全的港湾，驶向波涛汹涌的大海，去迎接挑战。第二次世界大战期间的英国战火飘摇，大西洋商务船队屡遭德国人袭击，许多英方年轻海员因为缺乏临战经验葬身海底，而逃生回来的虽不一定是最身强力壮的，但都是意志力、求生欲特别强的人，这些人有丰富的生存经验及很多不一样的品质，包括团队的协调和配合等。

曾在牛津受教的教师科翰（Kurt Hahn）在这里找到了自己教育理念的用武之地。他一直在思考一种能让教育更加丰富的方式，就像学习游泳、骑自行车那样，让学生"在做中学"，通过亲身体验获得经验，以此取得终身不忘的学习效果。于是科翰在1934年和其他人共同创办了 Gordonstoun School，培训年轻海员在海上的生存能力和船触礁后的生存技巧，此后明显提高了海员的生存率。

第二次世界大战以后在英国出现了叫做 OUTWARD-BOUND 的管理培训，这种训练利用户外活动的形式，模拟真实管理情境，对管理者和企业家进行心理和管理两方面的培训。由于体验式培训新颖的形式和良好的效果，很快风靡了整个欧洲教育培训领域并在其后的半个世纪中发展到全世界，培训对象由海员扩大到军人、学生、教师、工商业人员等群体，训练目标也从单纯体能、生存训练扩展到心理训练、人格训练、管理训练等。

体验式培训适应了完善人格、提高素质和回归自然的时代需要，因此使成千上万的人趋之若鹜，成为素质教育的新时尚。

体验式学习进入学校学科领域可追溯到20世纪20～30年代的美国，不少教育心理学家提出了"经验学习"的课题。当时的美国教育出现了"反传统教育"的热潮，即反对由教师在课堂上向学生传授课本知识这一单一的教育方式。著名教育家杜威针对学校过于注重间接经验和接受学习的弊端，从其经验论哲学出发，系统地阐述了体验式学习的本质，提出了"教育即生活""教育即经验""在做中学"的教育思想。他给教育下了一个专门的定义："教育就是经验的改造和改组。"这种改造或改组，既能增加经验的意义，又能提高后来经验进程的能力。他把教育视为从已知经验到未知经验的连续过程，而这种过程不是教给儿童既有的科学知识，而是让他们在活动中不断增加经验，经验的获得离不开儿童的亲身活动。

由此杜威又提出了另一个教育的基本原则："从做中学"，并认为这是教学的中心原则。杜威强烈批判传统的课堂教学模式，认为传统教学以前人知识、课堂讲授和教师作用为中心，而忽视了学生本身的社会活动的重要性。人最难忘的知识就是关于"怎样做"的知识。因此，为了使学生获得终身难忘的知识，牢固地掌握技能，教学时应该给儿童一些事情去做，而不是让学生单向地被动接受。他认为所有的教学方法都应建立在对学习者有意义的、直接的、具体的经验之上。

20世纪40年代初，以杜威体验式学习和"做中学"思想为重要特征的进步教育运动历经8年研究后未能收到理想效果，逐步陷入低潮。但体验式学习思想在强调尊重人性、个性和情意的人本主义教育理论中得到继承和发展。

20世纪60年代末，过分强调以直接经验为基础的学习弊端日益凸显，伴随学科课程本位思想的回归，体验式学习逐步沦为对课堂教学的补充。但笃信体验式学习价值的教育者坚持认为通过各种体验式教育，学习的核心要素会大大提升。

20世纪70年代初，美国体验式教育学会成立，他把体验式教育定位为一种教育哲学和方法论,在其指导下教育者有目的地把学生置于直接经验和专心反思中,使其增长知识、发展技能和澄清价值。

20世纪80年代,人们对学习的看法发生相应转变。大卫·库伯在前人的基础上,借鉴了约翰·杜威、库特·勒温与让·皮亚杰的学习理论,提出了4阶段的体验学习圈模型,构建了程序化、科学化的体验学习过程。

第二节　体验式教学的简介

《现代汉语词典》中对"体验"的解释为"通过实践来认识周围的事物:亲身经历"。该解释表明体验重视实践,是个体的亲身经历,是动态的过程。且体验具有指向性,是为了认识周围的事物,最终是对外界的一种认识。

国内学者一般认为体验式教学涉及体验、实践、环境和经历,对体验式教学的解释有以下几种:"教师通过精心设计的活动让学生体验或者对过去经验再体验,引导体验者审视自己的体验,积累积极正面的体验,达到对对象本性或内蕴的一种直觉的、明澈的透察,使心智得到改善与建设的一种教学方式""通过实践来认识周围事物,用亲身经历去感知、理解、感悟、验证教学内容的一种教学模式""以活动开始的,先行后知的教学"……

要了解体验式教学,我们先要了解与之完全不同的传统说教式教学,说教式教学是一个人以演讲或授课的方式传达信息给其他人的教学方式,学习成果仅限于学识范围的智力层面上。这种教学法以"杯与壶"的学习理论为基础(Roger,1983;Hobbs,1986)。简而言之,听课者就像空杯子等着授课者从知识之源,也就是"壶",将知识注入杯子里。这是一种被动的学习方式,针对主题内容,学生不会被要求去检视他们自己的感觉、想法和领悟情形。他们可以保持个人完全的不自觉或对于主题内容引发自己或他人的情绪反应保持缄默。这种学习方式又被归为"左脑式教学"。

与之相对的"右脑式学习"则强调身体力行的"体验",即从亲身感受中去学习及领悟,所以体验式学习也可以被看作是"右脑式学习"。举个通俗的例子,如果我们在儿时学过骑自行车,那么即便此后很久不骑,一旦重新骑上车,我们就能自然而然地重新骑起来。这便是右脑式学习的优势,通过体验学习到的知识往往不容易被忘记。

体验式教学强调"少说多做",致力于让参与者将自己的智力、情绪及行为全部投入到整个学习过程中,学习成果将显示在学识层面上的增加和参与者的情绪、价值观、态度与行为方式的改变上。

根据库伯的体验学习模型,体验式学习要经历 4 个阶段。①具体体验:学习者在真实情境中活动,获得各种知识,产生相应感悟。②观察、反思:学习者回顾自己的经历,对体验进行分析、反思。③抽象的概念化:学习者把感性认识上升到理性认识,建构一种理论或模型。④主动检验:学习者在新的情境中对自己的理论假设进行检验。

库伯指出,这 4 个环节分别代表了感知学习、反思性学

迷你临床考核：从理论到实践

习、理论学习和实验 4 种最为有效的学习方式,因而体验式学习本质上是一种综合学习。

总而言之,体验式教学是以人为本、尊重生命个体差异、尊重自然、尊重人获得知识的自然法则的教育方式。

第三节　体验式教学实践

如今,体验式教学作为一种新颖的教学方式,正在逐渐取代传统的教学模式。在施行体验式教学时可以从以下 5 个方面逐一设计:激发兴趣阶段、实践感受阶段、体验内化阶段、强化反馈阶段和学习迁移阶段。

一、激发兴趣阶段

体验学习的主体是学生,但是体验学习的设计者是教师。因此,在学生亲历之前,要有一个启动体验学习的阶段,在这个阶段教师需要提供情景材料并引发学习者的个体需要,引导学习者产生动机,在情境中体验。在这个阶段,教师有目的有意识地创设激发学生创造意识的各种环境,促使学生产生质疑问难、探索求解的创造性学习动机。

教师最好在上课前就认真详尽地了解每个学生的特点,以学生的"最近发展区"为突破口,精心准备,营造民主的、富有吸引力的学习情境,让每位学生身临其境,触景生情,这样每位学生都有一种探究新知识的渴望、奋力向前的冲力。在教学实践中,可以采用以下多种方式来创设体验的情境:

1. 利用多媒体创设体验的情景　多媒体是体验式教学

中不可缺的教学工具。小段视频可以缓解学生的压力,容易产生共鸣。

2. 用简笔画创设体验的情景 一些难讲的内容用简笔画或者思维导图在黑板上展示出来,边画边讲解,这种教授方法直观,使复杂的内容简单化,学生们容易接受。

3. 利用声像或故事来创设体验的情境 一个引人入胜的故事往往可以快速引起同学们对某主题的兴趣,生动有趣且有代入感。

二、实践感受(主体体验)阶段

在这个阶段,个体对亲历过程进行抽象、概括,形成概念或观念。学生在自主探索、合作探究、互动交流中,通过观察、操作、实验、猜测、验证、推理等活动,自己去探索新知识的途径,对获取新知识的活动过程进行真实体验、发现,提出并解决问题,发展认知水平,掌握有关知识与技能。自主探索、合作探究、互动交流其实是一个知识递进的过程,也是先让学生独立思考,再交换相互间不同的观点,最后再进行信息交流的过程。在此过程中学生们的创造性、独立性、独特性、主动性都将得以发挥。在教学实践中可选择多种方式来指导学生感悟和体验。

1. 表演中体验 表演是人们喜闻乐见的一种文娱形式,生动逼真的表演,能让学生有身临其境的体验,使简单无聊的知识更加形象化、趣味化,收到较好的教育效果。

2. 游戏中体验 游戏是孩子们比较喜爱的活动。恰当的游戏能调节课堂气氛,吸引学生主动参与课堂语言的实践活动。这种方法激发了学生学习的激情和进取性,特别是能帮助那些胆小的学生消除恐惧心理，成为积极的参与者，让每个学生都能体验成功的快乐。

3. 竞赛中体验　适当的竞赛活动既能调动学生的积极性，又能培养学生的合作互助意识。在教学实践中，竞赛既可以小组为单位，也可以男女生为单位；可以是对话表演赛、抢答比赛，也可以是开火车比赛。这种方法极大地调动了学生的积极性，扩大了学生的参与面，增强了学生之间的合作。学生在活动中体验到参与、合作、成功的快乐。

4. 角色体验　让学生以一种类似游戏的方式，表演或体验角色的行为或心理，通过选择合适的不同角色，可以让学生获得不同的体验，接触不同领域的知识，从而达到不同的教育目的。

三、体验内化阶段

这个阶段是体验学习的关键阶段。所谓内化，就是把外部的客体的东西转化为内部主体的东西。在这里是指通过个体反思、同化或顺应等方式，将亲历中对事物、知识的感知或对情境、人物的情感体验内化成为自身行为或观念。

在这个阶段教师可以组织讨论、辩论、演讲、写作、动手等活动。在这些活动中，通过交流可以促使体验主体再一次梳理自己的感受，使内化进一步深入。在交流中教师更要善于发现和捕捉学生创新思维的亮点，引发学生更高层次的感悟和体验。

四、强化反馈阶段

反馈评价是学生体验活动的重要部分，更是师生共享的情感体验阶段，他决定着学生体验的方向和价值，起着调节和强化的作用。评价应贯穿于整个体验过程,教师根据学生的学习情况,选择适当时机,组织学生交流评议,引导学生亲自进行归纳、印证并提升自己的感悟和体验。在这个过程中,教师要用宽容的心态对待学生在体验过程中采用不同的思维方式和出现不同的体验感受,要从注重学生的统一性变为尊重学生的多样性和差异性,努力营造出一种民主、和谐的氛围,为学生更深层次的体验提供必要条件。

五、学习迁移阶段

学习迁移是一种学习对另一种学习的影响,指在一种情境中获得的技能、知识或态度对另一种情境中技能、知识的获得或态度形成的影响。迁移广泛存在于各种知识、技能与社会规范的学习中。由于学习活动总是建立在已有的知识经验之上的,这种利用已有的知识经验不断地获得新知识和技能的过程,可以认为是广义的学习迁移。

而新知识技能的获得也不断地使已有的知识经验得到扩充和丰富,这就是我们常说的"举一反三""触类旁通",这个过程也属于广义的学习迁移。狭义的迁移特指前一种学习对后一种学习的影响或者后一种学习对前一种学习的影响。体验式教学有助于培养学生学习兴趣,帮他们克服胆小、害羞的心理,提高他们的言语能力和语用能力,对他们参加各种演讲比赛、外出时帮外国人指路或其他社会实践活动产生积极的促进作用(图4-1)。

体验式教学在临床医学实践中其实已得到了广泛应用,比如目前应用较广的客观结构化临床技能考试(OSCE),我国在20世纪90年代初引进了这一考核方式来测试医学生

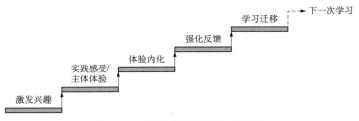

图 4-1　体验式教学的 5 个阶段

的临床能力,基本思想就是以操作为基础的测试,由标准化患者逼真地模拟临床环境,训练考核医学生的交流沟通能力、咨询能力和职业技能等。这一考核形式突破了医学教育中传统的书面考试方式,能够较好地考察学生临床能力。

　　从 OSCE 的名字中,我们就能知道,这一考核模式是客观的,在测试中各个部分的测试目标是明确的,其得分标准也事先清清楚楚地确定了,故不会受到上级医师过多主观因素的影响;同时这一测试是结构化的,而非随机进行的,每个考站的内容都经过精心规划,不同考生在同一个考站中都会经历相同的情况,大到考试的环境布置、器械准备,小到遇到的患者所说的话、所问的问题,都是经过精心设计的,在一定程度上也体现了客观性。整场考试都与临床紧密相关,考核的病例、遇到的问题、进行的操作都是在临床上时刻会遇到的。此外,OSCE 不仅是一种仅强调考试结果的考试方式,也是一种促进教学的手段。目前也已有一些医学院校尝试在教学中采用 OSCE 模式,即在见习带教中,应用 OSCE 的概念,准备标准化的经典病例,培训标准化患者,模拟临床环境,应用图片、多媒体、模拟人等教具进行教学,由此拓宽了教学的广度及深度。带教老师在授课前以真实病例为基础，紧扣教学大纲及教学目标设计经典病例，由带教老师或培训患者为标准化患者（standard patient，SP），直接模拟诊治现场来进行教学。

由授课教师扮演 SP 往往不再需要专门的医学培训，节约时间成本及人力成本，可在模拟诊疗后对学员的诊疗过程、临床思维深入引导、点评，回答学员的问题，结合自己的临床经验，从临床角度分析评价学员的表现，指导教学。也可以选择由一名学员扮演 SP，由此还能让学员亲身体验患者的感受和心理，更有助于学员学习如何关怀患者。

OSCE 作为一种模拟教学，具有诸多优势，比如安全、符合伦理，不至于让患者处于危险之中；可以让学员体验不熟悉的、罕见的情景；允许出现错误；能够提高团队协作与团队沟通技能；能提升学员在实践中的自信心；提高他们对认知和行为的掌控力。尽管如此，SP 仍在某些方面存在一些不足之处，比如一些典型的症状体征无法真实还原，仅能通过一些多媒体方式展示给学员，供学员自己发现；SP 对患者心情的模拟仍很难做到真实还原，因此，在医患沟通方面的培训仍无法完全模拟在临床中可能出现的各种冲突甚至矛盾。在完成模拟病例教学之后，学员还可以到床旁对真实的病例进行病史采集、病例讨论及教师点评，进一步强化临床技能、弥补模拟病例真实性、灵活性方面的不足，获得更好的教学效果。

在体验式考核的基础上，体验式教学在临床逐渐兴起。从大内、外科到儿科、妇产科甚至全科；从理论到操作到人文关怀；从单独运用到结合微课堂、案例、PBL 等其他教学模式相结合共同实施教学,体验式教学的研究及经验已经越来越多。

举例而言,西安交通大学第一附属医院心内科试验了通过微课堂结合体验式教学法进行静脉留置针操作的带教,即让学员首先自行观看专门制作的视频来学习外周静脉留置针的操作及相关知识。随后带教老师根据视频中的知识设计模拟临床情景来进行操作示教。随后再将学生分组,团队合作自行编写临床案例情景剧本,进行角色扮演和情景体验。最后由各组学员间进行互相评价。结果表明,与传统教学法相比,采用体验式教学对激发学习主动性、提高学习效果、可以使用此法学习其他操作、有益于医患沟通等方面更胜一筹,且此结果具有统计学差异。

而在考核成绩方面,接受体验式教学的学员的理论及操作考核成绩均显著高于接受传统教学的学员组。采用体验式教学法后,临床带教不再是片段式的教学,而是从接触患者起的第1秒到操作前准备、正式操作、操作中的沟通、出现问题时的应对及操作结束后注意事项的交待这一流程的完整体验,通过扮演不同角色还能体验整个过程中医师、护士、患者及家属的不同心理活动,更有助于日后临床工作中的换位思考及自我反思,对于医患沟通技巧是非常好的提升。

同样地,体验式教学在不少其他科室及内容的教学研究中都被证明能够取得更胜一筹的教学效果,不仅体现在考核成绩上,同时也有助于锻炼学员的积极性、主动性、批判性思维、沟通技巧、人文关怀、核心能力等。

因此,我们认为在住院医师规范化培训的过程中值得采取体验式教学的方法,让学员获得更好的学习成果。不仅如此,Mini-CEX其实也是一种体验式教学,是对师资力量的一种良好培训。带教老师通过参与迷你工作坊,可以更好地理解应该如何发现学员在临床工作中的闪光点与不足,如何与学员沟通、反馈他们的表现,如何能够更好地达成共识,以及如何对学员做出正确的引导。

第四节　体验式教学中的问题与思考

体验式教学是一种体现"以学生为中心,以任务为基础,让学生通过具体体验来感悟和认知语言"的教学方法,但在教学实践中要注意避免以下几个问题。

1. 过于突出体验的重要性　过分强调体验在学习中所起到的作用,而过度削弱了传统的课堂式教育方法。应该合理地将两者相融合,在体验的基础上加上反思,则会取得更好的效果。

2. 过于主观　通过体验式教学所获得体验感受完全取决于个人,因此或许一部分人通过体验式教学取得了较好的成功与启发,但部分人则可能无动于衷甚至得出负面消极的结论。因此,体验式教学不仅需要反思,还需要合适、正确的引导。

3. 对体验式教学的"泛概化"倾向　体验式教学强调学生的参与和实践,并不是所有的学习领域和学习主题都需要用体验学习方式来进行。教师要根据教学内容,依据恰当、合理的教学目标,整合适当的教学资源,按照提供情景、自主体验、相互交流、归纳迁移的程序,设计学生的学习活动。另外,学生进行体验学习时需要时间,但并不意味着课堂上只给学生留出了活动的时间和空间,不管学生有无体验或感受,就都是体验式教学。教师应该积极观察、认真引导并善于捕捉最佳契机,推波助澜,引导学生来印证并提升自己的感悟和体验,成为学生最可靠的心理支持源。

4. 传统的以分数为导向的评价方式不适用于体验式教学的效果评价　对体验式教学而言更重要的不仅是结果,而是整个体验的过程,因此应该确立一种合理的、与体验式教学匹配的考核方式。

5. 只关注体验的结果而忽视学生的内心体验过程　教学中片面追求体验活动的形式,缺乏对学生体验过程中的适时点拨和引导,急于让学生表达体验的结果,忽略了自主体验和内化体验两个重要环节。教师要引导学生自主获取知识与技能,学会学习,促进正确价值取向的发展。学生在行为体验的基础上所发生的内化、升华的心理过程才是体验学习的最高境界。

6. 忽视学生的个体差异,追求体验的"趋同化"　体验具有个性化的特点,他与个体的自我意识紧密相连。因此要避免课堂教学的"统一性"现象,即期望通过一次体验学生便能达到教师的预期效果,或是用讲解等方式代替学生的亲历,以教师个人的体验、经验代替学生的体验,甚至强迫所有学生接受某一种认识,认同来自他人而自己尚未体验到的经验。对学生的不同感受教师要以宽容的心态去面对,切忌主观地将学生的体验感受引入自己的思维定式。

以上所列举的几点为体验式教学的一般局限点，而当在临床实践中运用体验式教学时则还有一些特有的问题。

体验式教学在各临床科室的住院医师规范化培训教学中的应用较少。可能的原因是，在临床专科运用体验式教学的难度更大，毕竟临床上遇到的患者就算诊断相同，他们的临床表现、自我对疾病的态度和认知、可能出现的病情转变都是不同的，因此需要学员掌握非常扎实的理论基础，并在此基础上随机应变，才能做出最适宜该患者的诊疗活动。因此，若要在临床各专科更好地实践体验式教学，就需要更多有这方面经验的带教老师组织课程。

在当下的行医大背景下，不论是上级医师，还是需要接受培训的住院医师，大家的临床、科研任务都无比繁重，因此就会出现带教老师不愿花时间认真带教，而学员则机械性地完成自己日常工作的现象，轻临床重科研。暂且不谈上级医师带教的责任感问题，一些带教老师就算想要教学却也苦于没有时间。体验式教学和传统教学法相比，更需要师生双方投入更多的时间和精力。这时 Mini-CEX 就可以发挥出其优势。带教老师可以随时挑选病房中的任何病例，从接诊患者、体格检查、有创操作、诊疗方案的制订等各个环节任意选取，对住院医师进行考核、评定及教学，由此教学与工作双线并行，不需占用过多额外的时间，仅需在学员正规完成一项临床工作后，依据现有的评教标准，和学员对刚才的表现进行一番交流，给予学员一个完整的反馈。寓学于考，既不会花费过多时间，又能充分发挥体验式教学的优势，让学员对该项考核内容留下格外深刻的印象。而当学员切实感受到这项学习方式能带来收获后，自然会愿意珍惜这一学习机会。

如果在临床实践中采取 Mini-CEX，就需要充分激起学员的兴趣。如果学员们对其定位是一种不计分的考试，那势必不会给予足够重视，只当走走过场。因此必须让学员们感受到这不仅仅是一种考核，更是一种随时进行的关于临床技能的体验式教学，如果学员们能够认真投入每次的 Mini-CEX，就可能以一种高效的方式提升自己的临床能力。

体验式教学的方式多种多样，关键是带教老师要在教学内容中融入学员的年龄特点和需求，选择适当的方法和切入点，创设恰当的体验学习情境，让学员在和谐的学习活动中体验、感悟和认知，既保证体验学习的时效性又保持体验学习的多样性，使每次体验教学都成为学员对客观世界的领悟，对生命意义和生命价值的体验。

学员不同、教师不同、教学条件不同，体验教学的方式和方法也应该是多样性的。体验式教学以其日益凸显的适应素质教育的学习方式受到越来越多的关注，但还有许多方面有待在实践中进一步探讨和完善。

第五节　国内外体验式教学现状对比

国内外教学方式的差异及其对学生学习成果、个人能力培养效果一直以来都是教育工作者关注的重点。有学者从理论研究和具体实践两方面总结归纳了体验式教学在国内外的主要不同点（表 4 - 1）。

表 4-1　国内外体验式教学现状对比

		理 论 研 究	教 学 实 践
国外	少:	体验式教学思想可追溯到古希腊时期的教学思想,夸美纽斯的教学思想,卢梭自然主义教学思想以及杜威经验主义教学思想。然而尽管国外体验式教学思想源远流长,但现当代学者对体验式教学的研究甚少	多:研究人员把精力集中在了对体验式教学和体验式学习的探讨上,尤其是体验式学习模式的研究,这可能与国外教育研究的重心从教学方法转移到学习者有一定的关系;国外有 70% 的教育机构——从幼儿园到大学——都在采用体验式的教学方式
国内	多:	对体验式教学的研究相对较多,但也处于刚起步阶段。教育学、外语教学对体验式教学的研究还停留在对体验式教学的特征、价值及其实现途径的探讨上	少:尽管 2500 多年前,孔圣人就明示了"行万里路胜读万卷书"这种以体验为基础的教学理念,但是目前对体验式教学进行系统地研究和实践的人屈指可数;在现行教育体系以内的,比较著名的以李吉林老师为代表的情景体验教学法已经取得了相当令人瞩目的成就,官方机构也正在积极推介;民间的,以智善好学堂的尚老师为代表的研究人士积极实践,在总结国外教学经验的同时,根据国内的实际情况做了系统的调整并取得了相当显著的成就,但知之者寥寥无几;偌大的中国仅有屈指可数的几家学校和民间教育机构在从事这方面的实践活动,这与应试教育占统治地位有密不可分的关系

（包丽莲　李　剑）

Mini-CEX 的历史和定义

　　在参与华山医院规范化培训的 Mini-CEX 之后，小李医师对大李医师所提到的 Mini-CEX 产生了越来越浓厚的兴趣。一天，小李医师来到大李医师的办公室，向大李医师提出了想要积极参与华山医院 Mini-CEX 的进一步研究中。大李医师看到小李医师对 Mini-CEX 这么感兴趣，不禁饶有兴致地和小李医师交流了起来。

　　大李医师问小李医师："你知道 Mini-CEX 最早在哪里产生么？"

　　"应该是美国吧。"小李医师回答道。

　　"不错。Mini-CEX 其实只有 20 余年的历史，但是却已经在全世界范围内得到了广泛运用。"大李医师笑着说。

　　"真的么？令人难以置信，我以为 Mini-CEX 已经很成熟了。"小李医师惊叹道。

　　"正好今天有空，我来跟你说说 Mini-CEX 的历史吧，毕竟只有了解过去，才能畅想未来。"

　　于是，大李医师和小李医师聊起了 Mini-CEX 的起源与演进。

第一节　Mini-CEX 的历史

从 20 世纪初到如今，现代医学教育已经经历了 100 多年的发展和改革，尽管在不同的时代医学教育改革的重心有所不同，但是对于未来医师的培养，保证教育过程的科学严谨和教育质量的优质始终是追求的终极目标。在这 100 多年中，许多医学教育家前赴后继，共同打磨着现代医学教育，使之逐渐成为目前的以科学为基础的现代医学教育。而在这其中住院医师的教育体系改革起到了不可或缺的作用。

一、弗莱克斯纳报告对当代医学教育的影响

1910 年，弗莱克斯纳报告的发布改变了涉及医师培养的高等教育，建立了"以科学为基础"的医学专业教育和"以学科为中心"的课程设置，引领了 20 世纪全球医学教育的一系列改革，确定了医学教育的科学性、高投入、长学制的精英教育特质。但其实在此之前，美国医学会（American medical association，AMA）新成立的医学教育委员会（committee on medical education，CME）就已经意识到了医学教育体系与卫生服务发展不匹配的种种内在问题。

1906 年，CME 对当时全美在册的 160 所医学院校进行调查和评分，发现了仅有约半数学校得到"认可"的评价，其他学校得到的为"有疑问"和"不认可"，而这个评分也招致了许多学校的不满。鉴于学会的地位和复杂关系，不想让关系搞僵的 AMA 找到了一家第三方机构——卡内基教学促进

迷你临床考核：从理论到实践

80

基金会,而亚伯拉罕·弗莱克斯纳,这位私立高中的前校长,便受托担当起了对北美和加拿大医学院校进行全面调研的重任。

弗莱克斯纳报告与时任 CME 主席考威尔共同走访了155 所医学院校,进行了大量而全面的走访调研,指出了 20世纪初北美医学教育的主要问题,对此,弗莱克斯纳也提出了相应的建议(表 5‐1)。

表 5‐1 弗莱克斯纳提出的主要问题与建议

主 要 问 题	相 应 建 议
医学院校被蒙上商业化的阴影,为利益所驱动,只关注能否继续生存,而忽视学员的培养质量	将科学基础(物理、化学和生物学基础)考试成绩作为招生的评价指标
招生、毕业都没有明确的评判标准,只要接受过高中教育就能入学,入学后无论学得怎样都能毕业	医学院应建制于综合性大学内,大学-医学院-医院三位一体
教育过程缺乏规划性和科学性,仅有理论学习,实验教学很少,更没有在临床场所进行实践性学习的要求	课程架构应为两年的基础医学知识学习加两年的临床实践教学(在大学附属的教学医院进行)
教学内容陈旧,与当时医学科学技术的发展、新的诊疗技术的出现等变化对医疗从业人员素质的新要求无法匹配	改善医学教学条件,强化科学探究兴趣和技能的培养,造就学者型的临床医师
教学设施破旧不堪,带教老师严重短缺,没有规范的师资培训来保证教学质量	多方经费支持,保证医学院的办学

弗莱克斯纳报告如同一剂强效催化剂，不仅导致了当时近半数北美医学院校关停或合并，还引发了后续一系列医学教育改革，确定了医学教育科学性、高投入、长学制的精英教育特质。在美国医学院校协会（association of American medical colleges，AAMC）和 AMA 的共同推动下，涉及招生要求、课程设置、资源保障、毕业生素质等环节的各项标准陆续出台，并由逐步建立起来的认证机构、医师资格考试委员会、医学相关培训证书发放机构等依据标准进行统一考量，保证了教育的过程和教育成果的质量。

这种改革之风也逐渐扩展到欧洲、亚洲等其他国家和地区，直至 20 世纪中期已经形成了成熟的、共同遵循的"以学科为中心"的课程体系和 4～6 年的医学教育学制，教学医院也已经成为医学教育不可分割的组成部分。

二、"以问题为基础"的创立和发展

1969 年，基于建构主义学习理论的"以问题为基础"（PBL）的学习模式在加拿大麦克马斯特大学创立，这种模式打破了学科的界限，围绕临床问题跨学科组织相关内容来构建课程体系，是对弗莱克斯纳式以学科为基础的课程设置的颠覆，也是应对知识爆炸、顺应时代发展的创新之举。在短短几十年中，PBL 便在全球医学教育中流行起来，欧洲、亚洲等地的医学院校纷纷效仿。而在此时，对于住院医师的考核也有了新的发展，Mini-CEX 的前身传统的临床考核（traditional clinical examination exercise，tCEX）出现了。

三、Mini-CEX 的发展历程

Mini-CEX 的发展已有 20 余年的历史。1972 年，美国内科医学会停止使用口头测试,这种口头测试要求科室主管评估资质申请者的临床能力。之后美国内科医学会便推荐科室主管使用 tCEX 来评估住院医师,尤其是第 1 年住院医师的临床能力,这便是 Mini-CEX 的前身。

tCEX 是一种传统的练习和考核方式,考核对象是住院医师,尤其是第 1 年的住院医师,其基于床旁口头测试,由 1 名临床带教老师安排 1 例住院患者对 1 名考生进行考核,考核的内容包括:病史询问,体格检查,由此得到诊断结论和治疗计划。

tCEX 整个过程耗时约 2 小时,临床带教老师针对相关项目给予 1～9 分的评估。与传统出科考试类似,tCEX 主要从临床问诊、体格检查、医疗诊断及制订治疗方案等几个方面对考生进行评价,其缺点为评估项目多,操作耗时、费力;且临床带教老师仅由 1 个人来担当,评判尺度不尽相同;同时考生的表现受到特定病例影响,tCEX 也仅使用一例患者来评估住院医师的表现,不适合临床推广。

对于这些问题,1995 年 Norcini 等将 tCEX 发展为 Mini-CEX。与 tCEX 不同,Mini-CEX 中 1 名主治医师安排 1 名患者考核 1 名住院医师,考核时限为 15～20 分钟,每年做一定次数的考核,把成绩综合起来作为评估标准,与临床例行工作同步进行,优势明显,并且考核地点可以有多种不同的选择,包括救护车、急诊、住院病房等,因此这些患者可以为住院医师带来不同的挑战。

Mini-CEX 中住院医师会遇到不同的患者,有着更多不同类型的病情,也允许不同的主治医师对住院医师进行评估。除了提供更好的评估，多患者的 Mini-CEX 所能评估的范围也与 tCEX 不同，tCEX 聚焦于住院医师在不受医疗实践中时间限制影响下的完整性，而多个 Mini-CEX 的情景更加多变，因其所带来的挑战取决于更大范围的情景、患者和任务。此外，Mini-CEX 评估的是住院医师在真实临床实践中聚焦和优化诊断与治疗计划的能力。

对于 Mini-CEX 的初步研究证实了以下几点：①Mini-CEX 比 tCEX 更能在广泛的临床情景中评估住院医师的能力；②Mini-CEX 给出的分数比基于 tCEX 的更加可信；③Mini-CEX 为住院医师提供了更多观察和反馈的机会。

1998 年，美国一项来自于 21 个针对第 1 年住院医师内科培训项目的 Mini-CEX 临床培训数据显示，经过 1 年的 Mini-CEX 培训，住院医师在所有临床胜任力方面都得到有统计学意义的显著提升，并且 Mini-CEX 的评分可信。尽管 Mini-CEX 不能像 tCEX 一样提供完整病史和体格检查的评测和反馈，但能确保不同的主治医师对住院医师临床技能中的部分可信表现进行客观评测，更重要的是能够提供不同临床情景中更广泛的患者问题的评测和反馈。因此 Mini-CEX 相比于 tCEX 有更多的优势。

2001 年，ABIM 将 Mini-CEX 测评指标重新修订为 7 项并制订了相应的评价，将其确定为住院医师临床技能评估方式，测评指标包括病史采集技巧、体格检查、人道关怀/专业素养、临床判断力、沟通、咨询和宣教、组织能力和效率、整体临床能力。ABIM 推荐 Mini-CEX 作为临床能力评估工具。

自 21 世纪开始 Mini-CEX 得到广泛的推广和运用。我国最早进行 Mini-CEX 的地区是台湾。2005 年,台湾中国医药大学陈伟德教授引进并取得 ABIM 正式授权的 Mini-CEX 中文翻译版权。自 2006 年始,我国台湾医学教育协会(Taiwan association of medical education, TAME)协同几个医疗中心在卫生部门的支持下建立了综合医学训练展示中心,目的是促进医学教育毕业后训练,并且在台湾地区提供一项以患者为中心的整体保健服务,其中包括著名的长庚纪念医院。

2010 年始,台湾长庚纪念医院内科学系开始试行 Mini-CEX 并且取得了初步成功。他们总结道:Mini-CEX 对于评估者来说是一个可以帮助评估者观察住院医师与患者交流时专业性的有效工具,并且帮助住院医师培养专业精神,也为目前培养认知和行为改变的项目提供了自省的机会。

目前,美国、英国、荷兰、澳大利亚、中国多所医疗机构和院校均已将 Mini-CEX 作为临床评估和教学工具进行运用。国内许多医学院校开始采用 Mini-CEX 定期评估住院医师对患者的医疗行为,初步取得较好效果。

住院医师规范化培训是医学专业教育特有的阶段,培训目的是使住院医师具有良好的职业道德和科学严谨的工作态度,达到从事某一医疗专业学科所需的基础理论、知识、基本技能等要求,成为能独立从事医疗服务工作的医师。随着医疗保健体系的完善和国民对卫生保健要求的提高及中国医学教育的国际化,各地广泛开展住院医师规范化培训。

2013 年 12 月 31 日,国家卫生计生委等七部门联合出台了《关于建立住院医师规范化培训制度的指导意见》,要求到 2015 年各省（区、市）须全面启动住院医师规范化培训工作，到 2020 年基本建立住院医师规范化培训制度，所有新进医疗岗位的本科及以上学历临床医师全部接受住院医师规范化培训。

在我国，住院医师临床能力传统评估方法是笔试、口试、病例分析等。多年来的临床医学教育实践证明，这些方法不能全面、真实反映受训医师的能力，尤其是医患沟通技巧、人文关怀等。因此，临床教学的考核是医学教育的难点和重点。对住院医师临床能力的评估，最好的方式应该是在临床实践中给予合理评价，推行 Mini-CEX 可以填补临床医学教育中的缺陷。因此，在我国实行住院医师 Mini-CEX 的意义重大。

第二节　Mini-CEX 的定义

一、Mini-CEX 的定义

Mini-CEX 是由 ABIM 发展并推荐的一种用来评估住院医师临床技能的、兼具教学与评估的工具，是一套基于真实患者的培训体系。其过程是指在门、急诊或病房工作中，由主治医师直接观察住院医师的临床诊疗工作。主要考核内容包括以下内容。

1. 病史采集技巧　鼓励患者陈述病史，有效引导和利用问题来获得所需的信息，对患者的各种情绪及肢体语言能做适当的应答。

2. 体格检查　能够最优化选择合理的检查，依据病情分步骤筛选诊断要点,告知检查事项,对患者的各种不适可以适当而谨慎的处理。

3. 人道关怀/专业素养　表现为可以尊重、同情、设身处地为患者着想,让患者建立信赖感,保守患者隐私。

4. 临床判断力　恰当地处理诊察步骤,兼顾利弊得失。

5. 沟通、咨询和宣教　解释检查或处置的理由,获得患者同意,有关处置的专业咨询与健康教育。

6. 组织能力和效率　按优先顺序处理病情,及时而恰当,历练而简洁。

7. 整体临床能力　判断、整合、爱心、效率、功能的整体评价。

共 7 项分项评分对住院医师的临床技能进行评估,并且进行反馈和教学,测评与临床工作同步进行。

Mini-CEX 的评估考核过程具有以下这些特点:①Mini-CEX 的评估考核多为一对一执行;②主治医师为主要评估人员;③考核项目以医务人员 6 大核心能力为框架进行设计,针对上文中所提及的 7 项分项进行评分,每个评分项给予 1～9 分,并给予及时反馈;④Mini-CEX 每次评量用时20～30 分钟,可在任何场所进行,包括门诊、急诊、病房、住院部、手术室及患者出院、入院时,只要临床评估者和被考核者时间互相配合,取得患者同意便可执行。

Mini-CEX 具有简洁、方便、省时、客观、可观测、注重临床反馈功能等优点,与临床例行工作同步进行,不增加额外负担,临床带教可行性高,且不受场地和时间限制,不同带教老师可进行多次、多场评量,从而达到全面评价医务人员临床素质的目的。

通过多元评估指标对不同临床实践进行评量,其设计考虑了医师面对患者要经常使用的技能和医师查房时要经历的教学互动两个方面,考评人员可以选择医疗工作场所通过问诊、查体和辅助治疗给予医师直接评价与反馈。

有研究表明 Mini-CEX 可以持续改进被测评者的知识认识与实践行为,也可以积极促进医师的医疗质量改进。与传统教学考核方法相比,Mini-CEX 更加简洁易行、使用有效,更侧重于评价临床工作中的实际问题,并且不仅有利于提高住院医师的临床技能、专业素养、医患沟通技巧、爱伤观念、人道主义观念,还有利于主治医师提高临床与教学能力,从而为提高临床教学质量提供更好的方法。

二、以工作场所为基础的评估

除了 Mini-CEX 作为住院医师临床技能的考核之外,近几年来对于毕业后医学教育的改革中,越来越多的以工作场所为基础的评估(workplace-based assessments,WPBAs)被引入进来。WPBAs 通过特殊的训练项目来评估住院医师的临床胜任力,这些评估将教学、学习和评估以一种结构化的方式联系起来。包括 Mini-CEX 在内,这些工具的目的是提供一种客观评估临床技能的方法,从而能够对住院医师的临床胜任力进行整体性评价,并且使其在评价过程中得到提高。WPBAs 并不是用来展示住院医师在某一项操作过程中完全胜任的能力,而是去发现住院医师的优点和缺点,帮助训练者得到培训者必要的支持和指导。这些方法已经得到了信度和效度的检测,并且为了能够得到广泛应用,都必须被训练者和检测者所接受。

这些方法的使用在国家与国家之间有所不同，比如在英国，从医学院校毕业后直到完成专业训练之前，WPBAs都扮演了一个训练与评估的重要角色，每个住院医师都被要求去完成一系列的WPBAs。

尽管目前还存在住院医师对WPBAs的理解不足、参与这些评估的时间不够、评估者不够专业等等问题，但是WPBAs仍然是考核住院医师的有效方法之一，亟待进一步补充和完善（表5-2）。

表5-2 使用中的WPBAs工具

工 具	描 述
操作技术直接观察评测（direct observation of procedural skills，DOPS）	直接观察训练者在临床环境中执行某些操作技术
基于病例的讨论（case-based discussion，CbD）	训练者讨论并研究他们已经接手患者的诊疗计划
Mini-CEX	在临床活动中观察评估训练者，比如要求对于某个患者进行病史记录、体格检查
360°多来源反馈（360° multi-source feedback，MSF）	训练者选择一些多学科的同事，要求这些同事评价训练者的临床表现
客观结构化临床技能评估（objective structured assessment of technical skill，OSATS）	根据操作评估单和国际评分规则对于训练者的临床操作、手术技术表现进行评估

（奚水君 李 剑）

Mini-CEX 的优缺点

了解了 Mini-CEX 的起源与演进之后，小李医师兴奋地说："Mini-CEX 这么好，那我们以后就一直用这个考试吧！现在我们就来试一次！"

大李医师微笑着说："在进行 Mini-CEX 之前，我们还有很多的事情要做。不只是你，教学医师也要充分了解 Mini-CEX 的内涵与形式，这就需要我们建立 Mini-CEX 工作坊，来培训考评医师。"

"Mini-CEX 也不是完美无缺的，"大李医师说，"考评者的个体差异对其影响很大，这需要充分了解 Mini-CEX 质量控制的重要性，并且科学、慎重地使用这一工具。"

从 2008 年开始，复旦大学附属华山医院就根据 Mini-CEX 表格制作了华山版的 Mini-CEX（中文）表，在研究生临床考核中试用，获得了良好的效果。为了进一步推广，现将该表格应用于实习医师、住院医师、临床型硕士研究生、临床型博士研究生的考核评估。

第一节　Mini-CEX 工作坊

许多研究已经证实了 Mini-CEX 拥有很高的结构效度，能够区分不同临床胜任力的住院医师的表现差别，并且 Mini-CEX 也有很高的聚合效度，与其他评价临床表现的测试相关性良好。然而，一些其他的研究强调了限制 Mini-CEX 优点的问题，包括不能实行的评估的有限可行性和显著的评测者间的变异性。

为了解决这些问题，进行 Mini-CEX 工作坊就十分有必要。Mini-CEX 工作坊的对象是评估者或考评医师，任务是对他们进行评估与反馈的正式训练，帮助他们更好地给予正确、合适、有效的评估和反馈，从而提高 Mini-CEX 相对主观评测的信度和效度。Mini-CEX 工作坊的目的包括以下几点：①确定考评医师对于正确使用 Mini-CEX 的认知；②提升考评医师使用 Mini-CEX 的信心；③培养互动式反馈技巧。

为了达成这些目的，爱尔兰的科克大学曾举办了一个面对 25 名全科医师的 3 小时工作坊，首先对于 Mini-CEX 评估和反馈的基本元素进行初始概述，之后是小组讨论，在小组讨论中成员们头脑风暴思考使用 Mini-CEX 可能存在的障碍和促进其有效使用的方法。然后他们又看了一个实际的 Mini-CEX 视频，并且讨论其所使用的评估和反馈策略的优缺点。

　　这项研究中对于工作坊的评价以匿名问卷的形式被收集整理了出来，80％的全科医师之前使用过 Mini-CEX 并对其熟悉，但是许多人对此没有信心，这点可以由他们之前尽管使用过 Mini-CEX 但并没有受到正式训练所解释。在这次工作坊之后，全科医师对于 Mini-CEX 的使用更加有信心，这也证明了这个工作坊实现了其目的。

　　一些全科医师担心组织一场 Mini-CEX 的安排协调问题，尤其是在准备案例和选择合适的患者方面。然而另一些全科医师已经将 Mini-CEX 的患者改变为由演员扮演，尽管这样做更加易行且标准化，但这也因为没有满足在临床情景中考核评估、在真实的场景中使用真正的患者而受到争议。其他的全科医师担忧使用过程的评分方案，因为他们觉得这过于复杂并且缺乏清晰性。这个评分方案所带来的困难已经在其他一些针对高年资学员的情境中解决了，在那些情境中主治医师采纳了 Mini-CEX 并做了改进，使之更适宜本院使用。

　　由这个例子可以看出，Mini-CEX 工作坊可以帮助考评医师进一步了解 Mini-CEX 的考核形式和使用方法，对可能存在的问题提出相应对策，增加考评医师对于 Mini-CEX 的信心，从而有助于 Mini-CEX 在真正的临床考核中发挥真正的作用。因此，在进行正式 Mini-CEX 考核之前，对于培训者进行 Mini-CEX 工作坊的培训是十分必要且有价值的。

第二节 Mini-CEX 的优势和不足

之所以要推行 Mini-CEX 是因为其能很好地对临床能力和医学胜任力进行形成性评价,填补当今医学教育缺乏反馈的空白,在培训者和学员的有效沟通中取得更好的教学效果。在使用 Mini-CEX 前,我们需要清楚地认识到其特点、优点和不足。

一、Mini-CEX 的特点

Mini-CEX 的特点可以用图 6-1 作为总结。

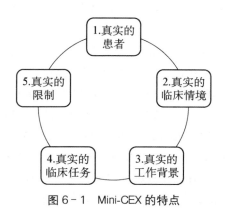

图 6-1 Mini-CEX 的特点

二、Mini-CEX 的优点

以工作场所为基础的评估的确会带来一些忧虑,包括缺乏 SP、条件和评估者,而这反而促进了这些年 SP 队伍的建设。

（1）下面我们列出 Mini-CEX 在临床评估系统中与其他临床评估方法相比所拥有的优点。

1）多样化的临床问题：各种不同的患者会带来不同的临床挑战。

2）多个评估者：拓宽了反馈的来源范围和教育价值，并且提高了评分的可靠性。

3）多样化的工作环境：考察了普通临床实践和急诊等不同背景中训练者所拥有的临床技能和处理问题的能力。

4）多样化的场合：对于训练者多次表现的考核而不是仅仅针对其中一次，从而更能展示训练者真实水平。

5）多样化的评判：更多的观察，可以带来更准确的评估。

Mini-CEX 也能够带来训练者和考核者之间更多的对话，对于训练者的观察是考核者和监管者的基本职责之一，并且这种观察可以促进更好的临床服务。Mini-CEX 可以帮我们告别传统的填鸭式教学方法，在师生互动中起到教学相长的作用。此外，已有相关循证证据表明施行 Mini-CEX 的学员在教学满意度方面显著高于接受传统带教方式的学员。

（2）其他的优点还包括：训练者对自己的临床胜任力负责；逐渐累积的评估证据可以证实评估决策的正确性等。而在实际运用中，我们又进一步发现了 Mini-CEX 在临床教学过程中所具备的更多优势。

1）Mini-CEX 的实施条件简单：不仅在病房可以实施，在门诊、急诊也可操作，且任何时间均可进行；此外，Mini-

CEX 的实施与临床工作同步进行,不增加额外负担,不需要事先安排患者,具有可行性高且简便易行的特点。

2)Mini-CEX 耗时短暂:一般在 20～30 分钟内即可完成,简便易行,对于临床工作繁忙又肩负教学任务的临床培训者尤为适用。

3)充分发挥训练者的主观能动性:传统的教学方法往往是临床培训者诊治患者,训练者在旁辅助培训者完成一些诊疗工作,训练者很少能独立进行病史采集、体格检查、医患交流、临床诊断及治疗方案的制订,这就造成相当数量的训练者在完成临床轮转后不清楚学到了什么,甚至缺乏独立接诊的能力。Mini-CEX 则把真正的患者带到了训练者身边,推动训练者充分发挥主观能动性,独立依据所学到的医学知识并结合患者实际,为患者进行诊疗工作。而临床培训者则在旁现场指导,既保证了患者得到及时妥当的诊治,又让训练者得到了实际锻炼与提高。

4)针对性提高临床能力:临床培训者对训练者手把手进行指导,并从每个细节通盘考察,将需要改进的部分明确告诉训练者,有利于训练者有针对性地提高临床能力。

5)训练者可以博采众长:训练者接受连续多次 Mini-CEX,而每次指导培训者不同,长此以往有利于训练者博采众长,学到每位临床培训者的心得、经验。

6)Mini-CEX 表面是临床培训者考察并促进训练者提高的过程,另一方面看又是训练者与临床培训者相互沟通、相互交流的重要途径。训练者在这一时间里可以将自己在理论、实践中的问题向临床培训者请教;临床培训者也可通过这一教学过程充分肯定训练者的学习成绩,鼓励、勉励训练者,并婉转地指出努力方向。

三、Mini-CEX 的缺点

Mini-CEX 的缺点与其他所有评估方法相同,就是当风险很高时信度和效度的相对重要性变得更为关键。而影响 Mini-CEX 信度和效度的一个重要因素就是临床培训者评价的一致性和准确性。因此在实际运用中有必要在正式考评之前进行临床培训者培训和模拟考核(如前文所提的 Mini-CEX 工作坊),统一评分标准,以便将培训者之间的差异缩小。

此外,患者的个体化差异及病案的选择也会影响考核的公正性。Mini-CEX 表标准化的问题,也有待商榷,可以根据本院的实际情况因地制宜修改、优化 Mini-CEX 评分表。华山医院在推行 Mini-CEX 的过程中对评分标准进行了数次的改良和演进,力图用可量化和客观统一的标准来减少 Mini-CEX 在实际应用中的缺点(详见第八章)。

我们还需要考虑到的是,当评估者也在训练中扮演培训者的角色时,可能会导致潜在的利益冲突,训练者可能会觉得他/她与培训者在这种双重关系中评估者的角色可能有所让步和妥协。训练者也可能有时在寻求 Mini-CEX 评估时十分犹豫,尤其是当评估过分强调学习需求时,因为这种评估的结果有时对于训练者最后求职能否成功十分关键。

Mini-CEX 的缺点可以总结为:

(1)评估者常常既是培训者也是评估者,因此在支持和客观评判中会产生矛盾与分歧。

（2）既需要形成性评价，也需要总结性评价。

（3）临床实际工作背景内在的复杂性。

（4）在实际临床背景中对于评估者的时间压力。

因此，我们在实际使用 Mini-CEX 的过程中，需要综合其优点和缺点，进行适当的改良和优化，使其更因地制宜，适宜我国临床实际需要。我们也需要通过院校之间的合作与资源共享来实现 Mini-CEX 的不断改革和进步，从而真正地为我国临床教学实践添砖加瓦。

（吴水君　李　剑）

Mini-CEX 的主要内容

了解了 Mini-CEX 的定义和优缺点，小李医师很兴奋，"原来 Mini-CEX 的历史演进那么精彩，我对他的优缺点也有了进一步的把握！但您刚刚提了 7 条考核内容，我总觉得很抽象，无论是理解上还是实施起来都没那么简单。"

大李医师拍拍他的肩膀说："你这个疑惑，我们也曾有过，那我们就深入了解一下 7 条考核标准的具体内容吧。"

第一节 Mini-CEX 的主要内容

2001 年版的 Mini-CEX 测评指标包含 7 项内容，并具有特定的评价标准。Mini-CEX 作为住院医师临床技能评估方式，考核内容包括以下这些(图 7-1)。

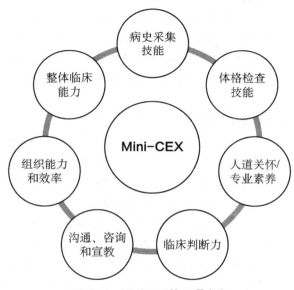

图 7-1 Mini-CEX 的 7 项内容

一、病史采集技能

病史采集是指学员通过对患者的系统询问获取病史资料，经过综合分析做出临床判断，主要的手段即问诊。

病史采集是住院医师诊治患者的第 1 步，解决患者诊断问题的大部分线索和依据都来源于采集病史所获取的资料，也为随后的体格检查和各种诊断性检查的安排提供了重要线索。病史采集除了是诊疗的基础以外，其重要性还在于这是医患沟通、建立相互信任的最佳时机。

鼓励患者陈述病史,有效引导和利用问题来获得所需的信息,对患者的各种情绪及肢体语言能做适当的应答,能使患者感到医师的亲切与可信,提高患者的依从性。因此,病史采集是每一位住院医师必须具备的基本功,纳入临床考核有助于各个阶段的医师在实践、反馈和改进中不断精炼自己的病史采集技能。

二、体格检查技能

体格检查是学员运用自己的感官(视、触、叩、听)和借助简便的检查工具如体温表、血压计、听诊器、检眼镜等来客观地了解患者身体状况的一系列基本检查方法,往往放在病史采集之后,也是一项不可缺少的临床基本功。

体格检查所发现的异常征象一定程度上能反映疾病的病理变化,是疾病诊断和鉴别诊断重要的客观依据,也为后续选择实验室检查和特殊检查项目以协助诊断提供重要依据。类似病史采集,体格检查的过程也是住院医师接触患者医患沟通的过程,亲切和蔼的态度、熟练的手法、良好的互动会对良好医患关系的建立很有帮助,体格检查过程中,住院医师还可以对患者的一般资料加以核实,系统回顾,补充问诊。

随着医学技术的进步,越来越多的疾病借助实验室和特殊辅助检查可以得到诊断,因此许多医学生和年轻医师容易忽视基本的体格检查。体格检查所带来的信息和医患关系建立的价值是辅助检查难以替代的,因此需要将体格检查的考核纳入考核指标,反复强调体格检查的重要性,引起学员对体格检查的重视，在实践、反馈和改进中掌握正确的检查手法，学会选择最优化的检查顺序，依据病情分步骤筛选体检要点，对患者的各种不适进行体贴谨慎的处理。

三、人道关怀/专业素养

医学是对人的生命神圣、生命质量、生命价值和人类健康与幸福的关注，是对人类身心健康与自然、社会和人之间的和谐互动和可持续发展的关注，医学人文的核心即关爱生命。既往长久的生物医学模式忽略了人的社会属性，忽视了人心理和生理的整体性，造成技术至善主义，带来了物质化的倾向。

1977年美国纽约州罗切斯特大学教授 Engel 提出了"生物-心理-社会医学模式"，要求医学必须回归人文精神。医学工作者在学习医学知识技能的同时，还要学习人文知识，培养人文精神，具备宽厚广博的基础知识、传统和近现代的文化修养、哲学修养、审美修养、时代精神和现代意识。如果能将蕴含着深刻而丰富的思想、价值、伦理、道德和社会规范的人文精神作为工作的原动力，就能引导医务人员不断思考人生的意义与科学研究的价值。

四、临床判断力

在病史采集和体格检查的基础上，结合辅助检查等结果做出适当的诊断和鉴别诊断，给出恰当的诊疗方案。有选择地进行相关器械或实验室检查、对疾病的相关危险性有正确的认识、对检查和治疗方案的利弊有充分认识、根据病情的优先级选择和组织检查和治疗、理解各种检查的敏感度和特异度、掌握治疗的获益和风险及花费、尊重患者的意见等都是临床判断力的体现,是一个学员蜕变到合格的医师过程中必需习得的能力,Mini-CEX 便是在实践、反馈与改进中不断锻炼综合临床判断力的绝佳机会。

五、沟通、咨询和宣教

当医师成长到一定阶段,其病史采集技能、体格检查技能和临床判断力都已经达到了合格甚至优秀的水平,然而面对同样的患者、同样的医疗问题,他们所收获的患者评价可能会相差甚远,其原因大多是医师沟通、咨询和宣教水平的差异。

一个沟通能力差的医师缺乏人文素养,与患者交流时态度冷漠,高技术低情感,对患者疾病外的诉求毫无回应,患者治疗结束出院时未予以任何生活方式干预的指导和疾病的宣教。而一个优秀的医师能将必要的沟通、咨询和宣教穿插在整个诊疗过程中,主动了解患者的期望;在交谈中用通俗易懂的语言;态度开放诚恳,富有同情心;讨论诊疗计划时会征询患者的意见,获得患者同意;乐意进行专业咨询与健康教育。Mini-CEX 即承担了这样一项重要的任务,锻炼学员沟通、咨询和宣教的能力,培养事业内的高情商。

六、组织能力和效率

医疗过程里的组织效能体现在能力、效率、质量和效益4 个方面。医疗的能力或水平是诊疗运作的基础;效率则是对诊疗过程时间的要求,在有限的时间内应用个人或团队的临床能力为患者带来优质的医疗结果,真正体现医师的价值,部分能转化为医疗利润以鼓励组织能力和效率的提升。

Mini-CEX 基于组织能力和效率的必要性,在考核中提出了对于病情能够按优先顺序区分处理、时间控制及时而恰当、汇报和操作历练而简洁、病情的处理方案能够有效和精简总结汇报的要求。

七、整体临床能力

上述 6 个方面对学员的医学胜任力各方面做了较全面的涵盖,但实际情况下,通过这六方面相加得出的某位医师胜任力的评价仍可能是困难且不全面的。为了避免 Mini-CEX 评价上的机械与片面,特意加入了整体临床能力这一项内容,他是对整体临床判断、整合、爱心、效率、功能的无限定评价,可以是能否综合使用不同的资源、有无面对紧急情况的处理能力等。医疗过程随科技进步而发展,随着医疗模式改变而演进,随医患关系变化而调整,临床胜任力的内涵和 Mini-CEX 的评价内容处于相应的动态完善中,整体临床能力这一项的添加为未知的评价内容预留了空间。

校标关联效度为 $0.53(P < 0.001)$。附 ABIM 的 Mini-CEX 评价表(表 7-1)。

表 7 - 1 ABIM 的 Mini-CEX 评价表

Mini-Clinical Evaluation Exercise (CEX)

Evaluator: _____ Date: _____

Resident: _____ ○ R-1 ○ R-2 ○ R-3

Patient Problem/Dx: _____

Setting: ○ Ambulatory ○ In-patient ○ ED ○ Other _____

Patient: Age: _____ Sex: _____ ○ New ○ Follow-up

Complexity: ○ Low ○ Moderate ○ High

Focus: ○ Data Gathering ○ Diagnosis ○ Therapy ○ Counseling

1. Medical Interviewing Skills (○ Not observed)

| 1 2 3 | 4 5 6 | 7 8 9 |
| UNSATISFACTORY | SATISFACTORY | SUPERIOR |

2. Physical Examination Skills (○ Not observed)

| 1 2 3 | 4 5 6 | 7 8 9 |
| UNSATISFACTORY | SATISFACTORY | SUPERIOR |

3. Humanistic Qualities/Professionalism

| 1 2 3 | 4 5 6 | 7 8 9 |
| UNSATISFACTORY | SATISFACTORY | SUPERIOR |

4. Clinical Judgment (○ Not observed)

| 1 2 3 | 4 5 6 | 7 8 9 |
| UNSATISFACTORY | SATISFACTORY | SUPERIOR |

5. Counseling Skills (○ Not observed)

| 1 2 3 | 4 5 6 | 7 8 9 |
| UNSATISFACTORY | SATISFACTORY | SUPERIOR |

6. Organization/Efficiency (○ Not observed)

| 1 2 3 | 4 5 6 | 7 8 9 |
| UNSATISFACTORY | SATISFACTORY | SUPERIOR |

7. Overall Clinical Competence (○ Not observed)

| 1 2 3 | 4 5 6 | 7 8 9 |
| UNSATISFACTORY | SATISFACTORY | SUPERIOR |

Mini-CEX Time: Observing _____ Mins **Providing Feedback:** _____ Mins

Evaluator Satisfaction with Mini-CEX

LOW 1 2 3 4 5 6 7 8 9 HIGH

Resident Satisfaction with Mini-CEX

LOW 1 2 3 4 5 6 7 8 9 HIGH

Comments: _____
_____
_____

Resident Signature _____ Evaluator Signature _____

附表：ABIM 的 Mini-CEX *http://www.abim.org/minicex/minicex.pdf*

迷你临床考核：从理论到实践

考核举例:怎样在一次考核中寻找考核点

下面是一个完整的 Mini-CEX 考核,右边列出了具体的考核得分点。

病史询问	考核点
医师:张先生您好,我是您的床位医师,我姓李。 ………	礼貌问候,自我介绍(病史采集技能)
为了进一步的诊治,我来向您了解一下情况。 ………	向患者讲明采集病史的目的(病史采集技能)
您今天是怎么不舒服呢? ………	以开放式问题发问(病史采集技能)
患者:我有一点胸痛。	
医师:胸痛吗?是什么时候开始的呀? ………	按"起病时间—诱因—发病过程—疼痛性质—持续时长—缓解方式"的顺序询问(病史采集技能)
患者:4 天前吧。	
医师:现在很痛吗?看您一直捂着胸口。	
患者:也没有很痛啦,就是有点闷。	
医师:就您捂着的这个地方痛吗?(手指) ………	对患者的情绪与肢体语言能做出适当回应(人文关怀)
患者:是是是。	
医师:那是 4 天前的早上还是晚上开始痛的呢?	

病史询问	考核点
患者：是这样的,4 天前早上我在晨练,跑了七八圈后就觉得胸口不太舒服。	
医师：晨练是您一直保持的习惯吗?	
患者：也没有啦,就那天突然去跑一跑就痛了。老八百年没有练过了,突然练一下就觉得……	
医师：是跑的中途就开始痛吗?	
患者：嗯……跑了七八圈之后吧。	
医师：怎么个痛法,您可以形容一下吗?	…… ……没有用"压榨痛"等闭合式提问,选择开放性提问鼓励患者陈述病史(病史采集技能)
患者：怎么个痛? 就感觉整个心口被压住了一样,像一块石头压在上面,闷闷的喘不过气来的感觉。	
医师：哦,胸口被压住,闷闷的喘不过气来,大概痛了多久呢?	
患者：5 分钟吧。	
医师：那后来怎么好了呢? 是坐下来休息了,还是吃药了?	
患者：我就在路边找了个椅子休息了一会儿就好了。	
医师：那这 4 天里又痛了几次呢?	

迷你临床考核：从理论到实践

病史询问	考核点

患者：就我昨天晚上吃得多了点，还喝了些酒，之后我就感觉又不舒服了，好像比上一次还严重一点。正好我旁边有一个同事，她有冠心病，我就拿了她一个药，叫什么保心丸的吃了1颗。

医师：吃了以后多久缓解的呢？

患者：10分钟不到吧。

医师：所以4天内一共痛了两次？

患者：对。

医师：那感觉和上次一样吗？还是闷闷的吗？

患者：对，位置是一样的，而且觉得肚子也有一点痛。

医师：那在以前您有出现过类似的症状吗？

患者：有的呀，我不是有糖尿病嘛，得了10年了，刚被诊断为糖尿病的时候医师就给我开了二甲双胍，吃了以后血糖控制得很好，但也会偶尔感觉胸口闷闷的，不过那时候比较轻，我也就没有特别重视，后来就好了。

医师：好的，那可能是二甲双胍的不良反应，这次住院我们会帮您评估。那您最近精神、食欲、睡眠、大小便都正常吗？ ……… 主动澄清疑点，适当时候引导患者补充重要信息（病史采集技能）

患者：都没什么问题。

医师：近几个月体重有变化吗？

病史询问	考核点
患者：没有，蛮稳定的。	
医师：那除了您刚刚提到的糖尿病以外，您还有别的如高血压、肿瘤等其他疾病吗？	
患者：就只有糖尿病，每天吃二甲双胍，血糖餐后控制在 10～15，空腹血糖也就 8 左右，我也没有高血压什么的疾病。	
医师：那您以前有过手术或外伤吗？	
患者：8 年前动过阑尾炎手术。	
医师：小时候预防接种都是按计划进行的吗？得过肝炎、结核等传染病吗？	……　既往史、个人史、家族史、婚育……　史均按顺序问及（病史采集技能）
患者：以前都打预防针的，你说的这些病我没得过。	
医师：有对什么食物或者药物过敏吗？	
患者：好像青霉素过敏，我也不确定。	
医师：平时抽烟、喝酒吗？	
患者：我抽了 20 年的烟，每天半包，啊说的我现在想抽烟了。	
医师：那您饮酒吗？	
患者：我喝啊，就 1 周喝个 2 两白酒。	
医师：您家里人有得过类似的疾病或者其他疾病吗？	

迷你临床考核：从理论到实践

病史询问	考核点
患者：我爸爸得过心梗，姐姐有高血压。	
医师：现在结婚，生小孩了吗？他们身体怎样？	
患者：结婚了，有一个女儿，身体很健康。	
医师：好的，我大致了解您的情况了。您因胸闷、胸痛4天入院，4天前晨练后突发压榨性胸痛，伴胸闷气喘，休息5分钟后自行缓解，昨晚晚饭饮酒后再次复发胸痛，服用保心丸好转。您还有10多年糖尿病史，血糖控制不佳，有吸烟史和饮酒史，家族史父亲心梗、姐姐高血压。您还有什么补充或要求吗？	……问诊中做简短小结（病史采集技能） ……整合病史，具有系统性和逻辑性（组织能力和效率） ……主动了解患者的期望（沟通、 ……咨询和宣教）
患者：没有了。	

体格检查	考核点
医师：好的，我现在要给您做一个胸部腹部的体检，请您躺下，解开上衣拉链好吗？ 患者：好。 医师拉起床帘，洗手 医师重点进行胸部和腹部视、触、叩、听的检查 具体过程略	……注意解释操作目的 ……注意手消毒 重点体检，顺序得当 手法正确轻柔 有效的交流和解释 体察到患者的不适 （体格检查技巧）

体格检查

患者：医师，怎么样啊，我哪里有不正常的吗？我是什么病啊？

医师：体格检查下来暂时没有发现太大问题，但根据您说的病史，我们首先考虑的还是稳定型心绞痛，当然也不排除不稳定型心绞痛、肺部疾病、胃食管疾病和精神性疾病的可能。我们接下来会给您开一些检查，进一步明确疾病的部位、原因和性质。 ⋯⋯ 能根据病史和体检结果做出适当的诊断，合适的鉴别诊断（临床判断力）

患者：好的啊，都有哪些检查呢？

医师：抽血、心电图、运动平板、心超、胸部CT，必要时可能得做造影。 ⋯⋯ 选择合适的，有优先级的辅助检查方法（临床判断力）

患者：谢谢医师，运动平板是什么东西？

医师：简单来说就是让您到一个跑步机上跑几步，测运动时候的心电图。这个检查对你的疾病诊断是有很大意义的。 ⋯⋯ 用简明的语言解释患者的疑惑，不使用术语（沟通、咨询和宣教）

患者：那我懂了，还有那个造影是不是要做手术的啊，我听说吃二甲双胍的人不能做造影，我能不能不做呢？

医师：造影是有创的检查方法，前面那些无创的检查结果没有异常发现时才会考虑到做造影。最新的研究发现服用二甲双胍对造影是没有影响的，您也不用担心。

体格检查	考核点
患者:好的,谢谢医师。	
医师:嗯,我们尽快完善检查并确诊后会跟您商讨治疗方案的,有……任何疑问可以随时来问我们……医师。	诊疗计划与患者交换意见(沟通,宣教和咨询)
	整个过程医师态度谦和,语言清晰,尊重患者,耐心倾听患者的陈述,具有同情心(人道关怀/专业素养)

  以上是一个较为完整的 Mini-CEX 案例,学员在病史采集技巧、体格检查、人文关怀/专业素养、临床判断力、沟通咨询和宣教及组织效能方面都有可圈可点的出色表现,最后也展现出了合格的整体印象/临床胜任力。

  ABIM 的 7 条项目及其评价等级其实过于简单,我们医院经过国内多次 Mini-CEX 的实践,总结了各项指标的基本要求和评分细则,可供使用者参考(表 7 - 2)。

表 7 - 2　Mini-CEX 的考核点

项目	基 本 要 求	细　　　则
病史采集技巧	1. 在问诊过程中能够帮助患者顺利叙述病史 2. 提问方式恰当,能够得到准确和充分的资料 3. 对于患者的言语和肢体反馈能够做出适当的回应 4. 以开放式问题开始	1. 正确识别患者身份,并进行自我介绍 2. 向患者讲明病史采集的目的 3. 鼓励患者自己陈述病史,在适当时候提问并引导患者以获得所需正确而充足的信息

项目	基 本 要 求	细 则
病史采集技巧	5. 问题有重点,有指向性 6. 不连问 7. 不使用假设性、引导性问题 8. 尽量不打断患者 9. 主动发现和澄清疑点 10. 良好的逻辑 11. 在问诊过程中做简短小结	4. 语言表述得当,避免专业用语,条理清晰,遵循顺序问诊 5. 重点突出、完整采集病史,必要时进行简要记录
体格检查技巧	1. 体检顺序合理、有效(重点)体检,体检内容同病情密切相关 2. 在体检过程中注意同患者做有效的交流和解释 3. 能够体察到患者不适或其他感受 4. 态度端正 5. 注意手消毒 6. 注意避免患者不适 7. 态度和蔼 8. 体检过程中注意解释操作目的,尤其是儿童 9. 能够营造和谐的气氛 10. 手法正确 11. 重点体检,顺序得当	1. 告知患者检查的目的及范围 2. 应用"6步洗手法"清洁双手 3. 正确运用体检器械 4. 西医体格检查全面,不遗漏重要项目 5. 运用中医的四诊检查舌苔、脉象 6. 按照病情需要检查,顺序合理,避免患者反复改变体位手法规范、轻柔,不对患者造成不适或痛苦 7. 注意保护隐私,检查过程中避免不必要的暴露 8. 男医师检查女患者的时候请其他女性人员陪同在旁
人道关怀/专业素养	1. 平等对待患者 2. 具有同情心 3. 感同身受 4. 建立信任 5. 顾及患者所需 6. 自信 7. 照顾种族、宗教需求	1. 仪表端庄、态度谦和、语言清晰 2. 尊重患者,耐心倾听患者的陈述,注意保护患者个人信息及病情资料,建立良好的医患关系,能获得患者的信任感

迷你临床考核：从理论到实践

112

项目	基本要求	细则
人道关怀/专业素养	8. 熟悉相关法律和规定 9. 清楚自身不足 10. 获得患者的移情效应 11. 认真对待患者的大小问题 12. 信任感	3. 对患者的情绪及肢体语言能做出适当回应 4. 能注意到患者是否舒适,并能恰当地处理患者出现的不适
临床判断力	1. 能够根据病史和体检结果做出适当的诊断 2. 能够做出恰当的治疗方案有选择地进行相关器械或实验室检查 3. 对疾病的相关危险性有正确认识 4. 对于疾病和检查、治疗方案的利弊有充分认识 5. 充分的鉴别诊断 6. 根据病情的优先级选择和组织检查和治疗 7. 理解各种检查的敏感度、特异度 8. 掌握治疗的获益、危险和花费 9. 尊重患者的意见	1. 根据所获取的病史、体格检查及其他检查结果归纳出正确的中医病名证候诊断或西医诊断 2. 进行合理的病证分析 3. 具有鉴别诊断的能力 4. 制订合理的治疗原则 5. 制订合理的治疗方案 6. 提出合理的预防调护建议 7. 医疗方案的选择应考虑利弊得失及医疗花费
沟通、咨询和宣教	1. 主动了解患者的期望 2. 在交谈中不使用术语 3. 态度开放、诚恳 4. 富有同情心 5. 就诊疗计划同患者交换意见,并达成一致	1. 解释所做检查或治疗的理由、方法、利弊及注意事项解释病情,解释检查结果的临床意义 2. 给予相关治疗的健康宣教和咨询 3. 让患者参与决策

项目	基 本 要 求	细 　 则
组织能力和效率	1. 对于病情和诊疗处理能够按照优先顺序区分对待时间控制能力 2. 言语、操作简洁 3. 对于病情和处理方案能够有效总结汇总	1. 能对采集的病史及体格检查资料进行整合、分析临床诊断有系统性和逻辑性 2. 及时且适当的制订诊疗方案
整体临床能力	1. 具有临床判断力 2. 对于病情具有综合考虑的能力 3. 表现出照顾病患的能力 4. 整体时间掌控合理,操作简洁、具有针对性 5. 有效使用现有资源 6. 从患者角度综合考虑利弊 7. 清楚认识自己的不足	1. 在规定时间内完成考核 2. 准确判断病情的能力 3. 面对紧急情况的处理能力 4. 整体效率

值得注意的是,ABIM 的 7 条项目过于抽象和主观,会给实际使用带来不小困难,因此寻找一个客观、科学、量化且具体的评价指标成了我们后来对 Mini-CEX 进行变革的一个关键主题(见第八章)。

第三节　Mini-CEX 学员做的 3 个环节

一、临床工作

Mini-CEX 本身是一种体验式教学的形成性评价,在进入 Mini-CEX 之前,学员必须要经过临床工作的锻炼,即真实地经历过问诊、体格检查、沟通咨询和宣教等工作，具备了一定临床能力后再进行 Mini-CEX。Mini-CEX 从临床工作中来，到临床工作中去，其最终的目的是在多次形成性评价的反馈当中，提高学员的各方面临床岗位胜任力。

二、病史体检的总结和分析

西医的疾病诊断主要基于主诉、现病史、体格检查、实验室检查、辅助检查和鉴别诊断，面对复杂纷纭的患者资料，我们应采用"金字塔"的方式来进行分类和归纳，所谓金字塔就是分清主次，再在主要矛盾和次要矛盾中分别提炼出关键线索，最终得出合理清晰的诊断。

一个合格医师的表达方式必须贯穿着归纳总结。临床医师常面临时间仓促、患者病情复杂的多重困境，如一位患者会这样叙述他的情况："昨天晚上我吃饭的时候吐了一下，吐完后胸口堵得老痛，一整夜都睡不好，现在想想都还很害怕。我同事 60 岁就因为心脏病死掉了，医师你说我会心脏病死掉吗？还有我好担心自己脑溢血啊，因为我这两天后脑勺一直在痛，而且他们说后脑勺痛跟肾脏有关系，我以前就肾脏不好。对了，你帮我听听看我的心脏到底有没有毛病？以前体检医师一直说我有毛病，我去年的心脏 B 超写的轻度反流。还有医师，我有 10 年的糖尿病，现在脚也烂掉了，有时候被热水烫到也没感觉……"

患者对自己的情况极度焦虑时，其叙述是急切而杂乱的，不加选择使劲记下来再一股脑向上级医师汇报显然不合适，此时就需要金字塔式的汇总：先是主诉，患者此次入院的主要原因是胸痛，因此主诉提炼为"突发胸痛半天"；其次是现病史，患者叙述了自己胸痛、头痛、肾脏病、糖尿病、心脏体检异常等病史，和主诉相关的主要是胸痛和心脏体检异常，应围绕这两点详细展开询问。肾脏疾病可能与本次疾病无密切关系，但仍需评估治疗，可在现病史后另分一段叙述，或放入系统回顾/既往史；再次是按疾病总结相关的体格检查的发现，实验室检查的结果和辅助检查的结果。

根据主线的主诉、现病史、体格检查、实验室检查和辅助检查的总结，可以得出初步的诊断。一个严谨的病例分析离不开鉴别诊断，一些供鉴别的疾病可根据其流行病学特征、病理学特征、病史、症状和体征差异区别，还有一些疾病往往需要开具相应的检查以进一步排除。比如在这个胸痛例子中，假设患者患了冠心病，除了常规查血、心电图甚至造影的检查之外，不能漏掉呼吸系统、消化系统、神经肌肉系统、皮肤病等疾病的鉴别诊断，因此需要我们进行周全的评估和考量。

三、参与反馈

所有参与 Mini-CEX 的学员并非扮演单一的被考核被反馈的角色，全面的反馈需要自我反馈和他人反馈。在问诊结束时，需要学员脑子里回放一遍之前的过程，再分析自己哪些做得好，哪些做得不好，随后才是评价者进行反馈。医师对自己的问诊技巧、体格检查技能、诊断能力、人文关怀/专业素养、时间控制及总体表现进行个性的评价，是进行自我教育、自我完善的重要途径，是自我诊断、自我调节、自我完善的关键过程。

（赵奕凯　李　剑）

华山医院 Mini-CEX 测评内容的演进

Mini-CEX 的 7 项测评指标虽能够全面地对医学胜任力进行评价,但细读 ABIM 的考核表格会发现,这些测评指标抽象且宽泛,缺乏细化的量化标准,1~9 等级评价也极为主观,如果 10 个带教老师来评价,恐怕会有 10 个不同的标准,这使得 Mini-CEX 的效度和信度极大降低,在实际考核中的评价和推广较为困难。

Mini-CEX 引入我国的初期,众多教学医院直接引用了原版的 ABIM 表格进行评价,评价者在使用过程中都遇到了指标主观、抽象、难量化的困境。复旦大学附属华山医院结合长期 Mini-CEX 的教学经验和深入思索,对 7 项测评指标进行了从主观到客观的内涵补充,从抽象到量化的科学变革,并根据本院的培养方式改良了个性化的评估表格。

第一节 改良后的 14 条评价项目

最初我们把 ABIM 的 7 项指标具体化为了 14 条客观可

量化的测评指标,这是学员必须具备的素养(表8-1)。

表8-1 14条评价项目

序　号	评价项目
1	自我介绍
2	尽可能让患者自己陈述病史,适当鼓励
3	在适当的时候提问并引导患者以获得正确充分的资料
4	条理清晰
5	耐心倾听患者陈述
6	检查全面,不遗漏重要项目
7	按照病情需要进行检查,顺序合理,避免患者反复改变体位
8	手法规范轻柔,不对患者造成不适或痛苦
9	注意保护患者隐私,检查过程中避免不必要的暴露
10	能对采集的病史以及体格检查的资料进行整合、分析
11	能解释相关的检查结果
12	临床诊断具有逻辑性
13	具备一定的鉴别诊断能力
14	所提出的诊疗方案合理可行

前5项对应了ABIM第1项测评指标——病史采集技巧,第6~7项对应了ABIM第2项测评指标——体格检查,第8~9项对应了ABIM第3项测评指标——人道关怀/专业素养,第10、12、13、14项对应了ABIM第4项测评指标——临床判断力,第11项对应了ABIM第5项测评指标——沟通、咨询和宣教,第4、7项对应了ABIM第6项测评指标——组织能力与效率,14项内容整合到一起即为

ABIM 第 7 项测评指标——整体临床能力。若被考核者某一项内容欠缺，即可扣除相应的分数。

一、病史询问方面设置 5 条考核项目

（1）自我介绍。自我介绍是在接触患者一开始先以"您好，我是××科的×医师"等话语介绍自己，而非直接向患者发问，通过我们的观察，所有临床医师在与患者打交道时最欠缺的就是做自我介绍，而自我介绍恰恰又是医患关系能够良好建立的根本和前提，如果一个医师能够做好自我介绍，会给患者带来被尊重的感觉，激发患者对医师的信任，因此自我介绍放在第一点。

（2）尽量要让患者陈述自己的病史，适当鼓励患者。很多医师一般都会打断患者，这实际上是不允许的，让患者陈述自己病史中有很多指标来表现一个医师的胜任力，比方说他是否有足够的耐心，是否有足够的思路，是否有足够宽广的知识，甚至一些医师可以在询问病史的时候可以同时开始进行体格检查，这样的动作会给患者带来亲和力。

（3）在患者叙述病史的适当时候提问，在患者叙述到不相关的事物时能正确引导以获得正确充分的资料。

（4）病史询问条理清晰，遵循一定的时间线顺序和内容顺序询问。

（5）整个过程要耐心倾听患者的陈述，不能展现出烦躁等负面情绪。

二、体格检查方面设置 4 条考核项目

（1）检查全面，不遗漏重要项目。

（2）按照病情需要进行检查，顺序合理，避免患者反复改变体位。

（3）手法规范轻柔，不对患者造成不适或痛苦。

（4）注意保护患者隐私，检查过程中避免不必要的暴露。

几乎所有的学员在学校和刚接触临床时都经过了严格的体格检查训练，体格检查的全面和顺序并非是欠缺的部分。但值得注意的是，反复改变体位或手法太粗暴可能给部分患者带来痛苦。目前很多医院病房的环境并不能特别保护患者的隐私，患者对隐私的要求也参差不齐，因此尊重患者隐私是人道专业的重要体现。

病史询问及体格检查结束以后，学员对其获得的资料进行整合和分析，合格的学员经过充分准备后，必须对这些资料进行前一章所讲的金字塔式的提炼，每个带教老师对患者的资料整合分析的要求并不相同。这里可以做一个比喻，有一个士兵如果来向将军汇报："东边有敌军，西边有敌军，南边有敌军，北边有敌军，但是北边的城墙破了。"这样一个汇报对于将军而言是不可接受的，但他如果换一种说法："大军四面压境了，北边的城墙还破了，我们要做好充分的准备。"这是合适的。

能解释相关的检查结果是对学员知识量的考量，最死板也最容易实现。临床诊断的逻辑性是一个递进的过程，一个合格的医师一定是具备逻辑性的，虽然有时带教老师对逻辑性的定义并不统一，但学员的逻辑性一旦体现，很容易被察觉。

最后加上鉴别诊断能力和诊疗方案，构成了完整的诊疗过程，我们希望所有学员都能给出自己的鉴别诊断和诊疗方案。

第二节 9条评价项目

　　这14条项目更加的客观可量化,且能较为完整地体现原版7条原则的精神。但在后来的执行过程中,由于项目太多太细,评价者在使用时思维很容易被框定住,加上项目与项目之间的逻辑性不强,所以我们又对内容进行了调整和优化,对带教老师无法统一的以及信度和效度都比较低的项目进行了删除,简化为9条项目,这9条是我们进行使用的时候可以实际量化的指标,同样涵盖原始考核的7个内容方面(表8-2)。

表8-2 9条评价项目

序号	评价项目
1	自我介绍(名字、上级、组别和其他)
2	问病史(鼓励患者陈述病史,耐心倾听,引导提问,获得的资料充分、正确)
3	体格检查(沟通充分,手法规范)
4	检查过程(有重点,注意保护患者隐私,不随意改变患者体位
5	对患者的提问给予合理解释
6	采集的病史和体格检查资料整合分析
7	治疗方案(诊断、用药和进一步诊治的计划)
8	时间安排(规定时间内,顺序合理)
9	整体表现

9 项标准与 ABIM 的 7 大原则也对应,前两项对应了 ABIM 第 1 项测评指标——病史采集技巧,第 3、4 项对应了 ABIM 第 2 项测评指标——体格检查,ABIM 第 3 项测评指标——人道关怀/专业素养在第 4、5 项里有所体现,第 6、7 项对应了 ABIM 第 4 项测评指标——临床判断力,第 5 项对应了 ABIM 第 5 项测评指标——沟通、咨询和宣教,第 8 项对应了 ABIM 第 6 项测评指标——组织能力与效率,第 9 项对应了 ABIM 第 7 项测评指标——整体临床能力。

在修改过程中,我们认为一些基本的过程是无法删除的,比如自我介绍、问病史、体格检查、检查过程。因此之前的 14 条项目中的第 2、3 条合入"问病史",第 6、8 条合入"体格检查",第 7、9 条合入"检查过程"。

自我介绍里除了名字外,还应介绍上级、组别和其他信息。在住院医师规范化培训中,很多轮转医师在收治患者,胸牌上显示的并不是特定专业的信息,比如一个挂着"麻醉科"的轮转医师走到患者床旁了解情况,很容易引起患者的疑惑。倘若医师用"您好,我是×××医师,隶属于麻醉科但目前在本科室轮转"的语言进行解释,能够瞬间打消患者的疑惑,并建立医患之间的信任。

体格检查方面我们提出了"沟通充分"的要求,这在之前的标准里都没有强调。一些学员在问完病史之后不经告知直接就上手进行体格检查,会使患者感到突兀和不适。因此我们建议学员在进行体格检查之前先告知患者,告诉他检查的部位、检查的方式和配合要点等。其次,检查的过程中保护隐私和不随意改变体位仍然是十分重要的,也要有重点地进行,这是住院医师规范化考核的要求。

"对患者的提问给予合理解释""时间安排"与"整体表现"强化单列出,着重体现了我们安排 Mini-CEX 对时间的要求。"对患者的提问给予合理解释"首次单独列出,因为恰恰是对患者提问所给予的解释合理与否决定了这场考核是否能继续进行,考核当中很多时间被浪费在解释患者一个意外的或无关的提问上,进而打乱医师的思路,所以这一条着重提出。

资料的整合分析仍然要求金字塔式的总结和分类。

治疗方案包括诊断用药和治疗。

时间安排和整体表现就是给予一定的空间来进行评分,时间的控制是一个重大的增补。9 条评价指标来源于客观可量化的 14 条评价指标,合并了有交叉的条目,项目之间更有逻辑,强调了时间效能和整体表现。这 9 条项目在尽可能量化的同时,其实也保留了一定主观抽象的余地,换言之是半抽象半量化的评价标准。这样使得评价者在反馈时不受太多的束缚,在给定量化标准的评估之外能针对考核者的具体情况提出个性化建议。

从 14 条到 9 条的演进切合住院医师规培的实际情况进行了改变,对医师必须要做的职业化动作进行了加强。时间安排的增加是较大的改动,时间的整体安排对整个考核的紧凑性有一定的影响,进而影响考核结果。一旦时间安排好了,体格检查就会有重点,对患者的提问就会合理关注,对诊疗方案的提出就会有计划、总结和分析。

最后一点加入整体表现,高年资医师对低年资医师的表现进行整体性的主观评价。通过 9 条评价的项目，我们可以对迷你临床的某场考核做出简单而有序的评价。反馈的带教老师必须要提出学员做得好的方面，在这个表中其实已有提供。多数学员能够较为满意地问病史、体格检查，再对某一个特定疾病提出较好的治疗方案，因此这里面我们隐含了 3～4 个可以对大部分学员进行表扬的点，为反馈提供了便利。

第三节　既往复旦大学附属华山医院 Mini-CEX 表格

《复旦大学附属华山医院迷你临床考核（Mini-CEX）表格》是为应用设计的一张评估表格，包含了病史采集、体格检查、医德医风/医患交流、临床诊断/治疗方案、整体评价五大块内容，每块内容都有具体可量化的细则，共计 34 条，初衷是能够辅助评价者更好更全面地对学员进行现场评估。

然而，在实际的使用中我们发现过于细致的条目导致考评无法体现形成性评价的反馈价值。如果学员做好了每条细则，但总体印象上仍有缺憾，也无法通过有限的评估表格反映，难以给分。后来反省和讨论认为，实际的评估打分表格不能设计得太具体，太具体就会导致教条，Mini-CEX 就变成了为考核而考核，无法达到形成性评价反馈和提高临床能力的目的。

第四节 现用电子化评估表格

经过了数年 Mini-CEX 评估内容的摸索和演进,现已将考核内容和评价表格电子化,医师在手机 APP(临床医培)中注册、登录后即可对学员进行评估和反馈,提高了 Mini-CEX 的可操作性和时效性。电子版评估表格界面见表 8-3。

表 8-3 迷你临床考核(Mini-CEX)

评估项目	未做	部分错误(原则性)	部分错误(非原则性)	正确无误	熟练	NA(此项不适用)
1. 自我介绍,恰当地称呼患者,确认患者身份						
2. 尽可能让患者自己陈述病史,耐心倾听患者陈述,适当鼓励						
3. 合理利用开放性/闭合性的问题获得正面全面的病史资料						

评估项目	未做	部分错误 (原则性)	部分错误 (非原则性)	正确无误	熟练	NA (此项不适用)
4. 问诊条例 清晰,遵 循一定顺 序进行						
5. 体格检查 全面,不 遗漏重要 项目						
6. 按照病情 需要进行 检查,顺序 合理,避免 患者反复 改变体位						
7. 手法轻 柔,尽量 避免患 者的不 适感						
8. 注意保护 患者隐 私,检查 过程中避 免不必要 的暴露						
9. 能对采集 的病史和 体格检查 资料进行 整合、分析						

评估项目	未做	部分错误（原则性）	部分错误（非原则性）	正确无误	熟练	NA（此项不适用）
10. 能解释相关的检查结果						
11. 临床诊断全面，具有一定鉴别诊断能力						
12. 诊疗方案合理，符合最新的疾病指南						

	良好之处			改进之处		
请填写此次考评评语	请输入良好之处，就事论事，具体描述和反馈（必须填写）			请输入不足之处，就事论事，具体描述和反馈（必须填写）		

	未做	部分错误（原则性）	部分错误（非原则性）	正确无误	熟练	NA（此项不适用）
对学员此次考评总体评价						

综上，我们从 ABIM 的 7 项测评指标出发，进行了 14 条评价项目、9 条评价项目、既往复旦大学附属华山医院迷你

Mini-CEX表格、现用电子化评估表格的探究与变革。形式上由简入繁，再回归简单，始终立足于最初的 ABIM 的 7 项测评指标；内涵上由抽象到具象，再到半抽象，给予每次实践考核反馈的一定主观性和针对性；考核方式上由难以量化到可量化，Mini-CEX 评估的信度和效度能够大幅提升。

通过不断的改进和思考，我们对 Mini-CEX 的原始精神有了更纯粹的把握，但这并不是 Mini-CEX 评估内容探索的终点，希望有更多的医学教育相关工作者能建言献策，结合中国医学教育情况更新 Mini-CEX 的科学内涵。

（赵奕凯　李　剑）

Mini-CEX 的考核过程

第一节　Mini-CEX 实施步骤

　　一次完整的 Mini-CEX 测评需要 20～30 分钟。其中，对学员的考核主要有 3 个环节。

一、临床工作

　　学员和带教老师可预先约定时间，在门诊、急诊或住院病房指定一位患者进行测评。首先，由学员填写考核者、测评的时间及地点、患者的简单情况。其中，新患者指学员第 1 次接触的病患，病情复杂程度及诊疗重点可由学员先行勾选，再由带教老师确认；初步填好表格后交给带教老师，然后在带教老师的直接观察下，学员执行诊疗工作，具体包括自我介绍、面谈、检查、解释、健教等一系列例行医疗工作（15～20 分钟）。

二、病史体检的总结与分析

　　上述例行医疗工作完成后，学员对患者情况进行回顾，叙述自己的诊疗思路,分析患者的病情。

三、参与反馈

考核结束之后由带教老师进行反馈。在我们的实施过程中,通常在带教老师反馈之前,首先由学员评价自己的优点在哪里,同时反思刚才的过程中有哪些不足,比如问诊中遗漏了某个重要的鉴别诊断;体格检查中有遗漏项目或顺序不得当。在总结评价中,还可以进行纵向比较,比如本次考核较上次有了新的进步,由于 Mini-CEX 也是一次学习实践,学员在实践的过程中可能会产生新的疑问,都可以在这个时候提出来,这是提高临床技能的好时机。

反馈在离开患者后进行。评分的工作可由带教老师自行决定是否当面给予,现在使用的电子版本中,已经删除了分数部分,更加突出形成性评价的特征。考核结束,必须给予学员建设性反馈,并简要记录于评语栏上(5~10 分钟);最后请主治医师和住院医师分别勾选对本次评估的满意度,并分别签字。

以下是复旦大学附属华山医院学员组队举行的一次Mini-CEX。

问诊

医师:秦女士你好,我是孙医师。现在来了解一下您的病情,希望您能配合一下,请问您多大年纪了?

患者:55 岁。

医师:您今天是怎么不舒服呢?

患者:我这几天总觉得小便不舒服。

医师：是什么样的不舒服？

患者：小便的时候，觉得下面火辣辣地痛。

医师：那是挺不好受的，除了痛之外还有别的吗？小便次数正不正常？

患者：小便次数明显多了，也可能是我这几天意识到小便不好，就喝了很多水。

医师：白天几次？晚上几次？

患者：白天有好多次的，一有尿意就想去解，不过每次的量很少。晚上呢，对，我从来不起夜的，这两天晚上都起来小便了。

医师：这些症状最早是什么时候开始的？有什么诱因吗？

患者：有一个礼拜了，最初几天只是小便量多了，最近3天痛得厉害。我也没做什么特别的事啊，吃喝起居都正常的。

医师：那您最近有发热、头晕、腰痛等症状吗？

患者：这倒没有。

医师：那这几天有去看过医师或者自己吃些药吗？

患者：两三年前我也有过一次类似症状的，当初医师说是尿路感染，让我吃了2天头孢呋辛，所以这次我也自己找了点吃，但就是不见好，还越来越重了。

医师：这个药具体是怎么用的呀？

患者：早一片，晚一片，按说明书吃的。

医师：哦，那您的尿色怎么样？有颜色加深或者带血吗？

患者：还好，跟以前一样的。

医师：尿里有很多泡沫吗？

患者：这也没有。

医师：那现在和伴侣还有性生活吗？有注意卫生吗？

患者：最近1个月都没有啊。

医师：好的，那您有高血压、糖尿病、肾脏病等疾病吗？

患者：血压高一点，不过我每天都吃降压药，控制得不错。

医师：结核、尿路结石有过吗？

患者：我20年前得过肺结核的，治了很久，后来就好了。

医师：好的，有做过什么手术吗？

患者：没有。

医师：有对食物药物过敏吗？

患者：青霉素过敏。

医师：抽烟吗？

患者：从来不抽，烟酒都不碰。

医师：睡眠怎么样？

患者：这两天常常起夜嘛，就睡不着。

医师：食欲和大便怎么样？

患者：都正常。

医师：最近体重有变化吗？

患者：没有。

医师：那有没有感觉最近体力下降,乏力,夜里出冷汗?

患者：近半年体力不如以前了,以前能走几公里,现在 3 里路就走不动了。

医师：冒昧地问一句,您是否有毒品或者不安全性行为?

患者：没有。

医师：您最近有去过传染病疫区或者接触过什么地方病吗?

患者：没有。

医师：现在绝经了?

患者：是的。

医师：您家人身体好吗? 有没有什么遗传病,肿瘤疾病?

患者：没有。

医师：好的,谢谢您的配合。接下来我会对您下一步的检查做出建议。

患者：谢谢医师。

5 分钟时间到,请学员做 1 分钟的病史总结

学员：这是一位 55 岁的中年女性,因"尿频、尿痛 1 周,加重 3 天"前来就诊,1 周前患者无明显诱因下出现尿频、尿急,不伴尿色异常、腰痛和发热盗汗,自行口服头孢呋辛 2 天后无明显缓解。患者近半年自诉体力下降,有高血压病史,肺结核病史,对青霉素过敏,无吸烟史和饮酒史,现已绝经,家族史无特殊。目前主要考虑诊断急性膀胱炎,同时需要鉴别泌尿系统结核。

体格检查部分略

考核结束,请学员做反馈

学员:我觉得自己病史采集方面具有一定逻辑性和完整性,对尿频、尿急的诊断与鉴别诊断思路比较清晰,并且能充分获得患者的信任并与其交流。在交流过程中,我避免了专业词汇,让患者能快速理解我的意思,以保证问诊顺利进行,并且对患者的疑问有恰当的回应。对自己总体上还是比较满意的。

请带教老师反馈

医师在开场时主动介绍自己,并且面带微笑,态度友好关切,很快就建立起和患者之间的信任。医师现病史问诊思路明确,对症状的出现时间、性质、持续时间、伴随症状、帮助鉴别的重点症状和体征、诱因和缓解因素、诊疗过程等几个方面进行了重点的关注。故能在短时间内提取到重要的病史,并且通过病史推断出这个患者的诊断和鉴别诊断。但是还有几点值得注意,你需要再询问一下患者的职业、住址、化学物质暴露等情况。

在手机上打分,考核结束

第二节 带教老师与学员的站位

为了使学员能更好地投入到考核中,必须弱化带教老师的存在,带教老师站在学员与患者交流的视线之外,观察过程中,除非出现原则性问题,带教老师应保持沉默,减少表情变化和肢体动作,避免干扰学员(图9-1)。

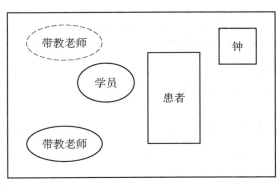

图9-1 Mini-CEX中带教老师与学员的站位示意图(尽量保持视线之外)

第三节 带教老师的工作:观察学员的 医疗工作、控制时间

在Mini-CEX的考核中,带教老师的工作是观察学员的

医疗工作、控制时间。时间是对学员胜任力评价的一个重要方面,有限的时间会带来压力,而正是这种压力的存在才能提升一名医师的能力,并且能更充分地暴露自身的不足,有利于学员成长。

一名优秀的医师在临床工作中首先要保证质量,其次应当有高效率,这不仅是对患者的负责,也是适应我国医疗体制的需要。下面我们来看两个案例,它们形成了鲜明对比,希望读者在看的过程中思考一个问题:时间都去哪了?

案例一 (为便于说明问题,本例仅展示问诊部分,后面:病例也仅展示问诊的考核)

问诊

医师:您好,是张女士吗?

患者:嗯。

医师:您好,我是您的床位医师,我姓李,您这次来住院有什么不舒服吗?

患者:我这3天感冒了。

医师:是什么样的症状呢?

患者:就觉得喘不上气和咳嗽。

医师:那有没有咳痰呢?

患者:有一点点。

医师:咳出来的痰是什么颜色的呢?

患者:白的吧。

医师:是很清的痰吗?

患者:青?青是什么意思啊?黄绿色的吗?我以前得过

重感冒会有黄绿色的痰,这次感觉不太像。

医师:是纯白的还是没有颜色的呢? 比如说水的颜色可以说是清,牛奶的颜色是纯白色。

患者:哦,是白的。

医师:量大吗?

患者:一点点。

医师:好的。 您说喘气,是怎么个喘法呢?

患者:气急。

医师:那您一天中是哪些时候发作呢? 什么时候重一些什么时候轻一些呢?

患者:感冒嘛,一天下来没有什么区别。

医师:有没有发热呢?

患者:好像没有,我也没有觉得自己很烫。

医师:哦,您自己也没有量过体温是吗?

患者:对。 啊对了医师,体温计量哪里比较好啊,我看到有人放在嘴里,有人放在腋下,还有放在耳朵里测的,我是不是应该买一个放耳朵里的比较好,看起来那个很高级!

医师:不同部位的体温正常范围不同,并不是说某一个地方测的一定可靠,腋下的正常温度是 36～37℃,口温正常为 36.3～37.2℃,直肠温度比口温稍高一些。平时比较方便用腋下温度,测量值足够我们参考了。

患者:啊,原来是这样!

医师:有没有头痛?

患者:有的。

医师:头痛是轻微还是严重呢?

患者:就一点点。

医师:就一点点轻微的头痛,那除了头痛之外还有其他哪里不舒服吗?

患者:还有喉咙痛,吞口水的时候特别痛。

医师:好,别的还有吗?

患者:流鼻涕打喷嚏都有的。

医师:还有其他不舒服吗?

患者:我想想啊,好像也没啥。

医师:胸口有觉得不舒服吗?胸闷胸痛有吗?

患者:那好像没有。

医师:有没有觉得整个人没有力气,很乏力?

患者:这个好像是挺没有力气的。对了医师我有一个问题,我从小就有哮喘,现在我跟我老公想备孕,那我有哮喘的话还怎么生小孩啊?

医师:嗯,您这一次的症状是不是哮喘发作还不确定……您是几岁开始有哮喘的呢?

患者:六七岁的时候吧。

医师:那哮喘有去治疗过吗?

患者:有啊,吸过布地奈德,但后来咽部老是会感染,后来就不吸了。

医师:那你用布地奈德那段时间每年发作频率是多少?

患者:还可以吧,每年就一两次。

医师:最近有加重吗?

患者:有啊,最近发的厉害,这个月就发了两次。医师啊,我生小孩的事情能不能给我弄一下?

医师:生小孩跟您这个用药还是有关系的,那您这次来主要目的是把症状控制好,之后再讨论生小孩的事情。

患者:那我的哮喘能治好吗?

医师:可以控制,控制的好了您就可以生小孩了。那您有对什么东西过敏吗?

患者:青霉素,医师你可要记住千万别给我开青霉素啊(话一说完开始哮喘发作,医师赶紧上前救治)。

考核时间到,请学员做1分钟的病史总结

学员:患者女,24岁,"喘气伴咳嗽咳痰3天",患者无明显诱因下出现喘气伴咳嗽咳痰,有头痛、咽痛、乏力,否认发热、胸痛、胸闷,目前未用药。六七岁时有哮喘病史,用布地奈德控制,后因咽部感染停药,既往一年发作1~2次,最近病情加重,一个月内发作了两次。患者有青霉素过敏史。

考核结束,请学员做反馈

学员:我认为自己与患者相处融洽,医患关系和谐。但是出现了问诊时间不够的问题,遗漏了一些基本信息。原因在于对患者无关问题的回答过于详细,问诊不等同于病情解释,应该在尽量短的时间内获取尽量多的有效信息。由于我对哮喘的鉴别诊断掌握不够熟练,导致我的提问方式过于开放,有很多鉴别症状需要通过问诊引出。如果一味让患者叙述哪里不舒服,患者经常会遗漏一些关键的症状,这样在规定的时间里不能全面问诊,没有很好把握问诊节奏。

带教老师做反馈

带教老师:在考核过程中,首先患者和医师的医患关系比较好,交流也比较融洽,然后询问病史的时候对患者的主要症状和伴随症状问的比较详细,但有的伴随症状,可以再鉴别诊断一下,比如头痛可以追问头痛的性质、发作部位和缓解因素,还有就是系统回顾不够齐全。建议该学员查阅哮喘的鉴别诊断知识,打好内科学基本功是非常重要的。医师的临床逻辑性还是挺好的,优先顺序的处理也比较好,主要不足就是遗漏了很多基本内容。

案例二

问诊

医师:您好,陈先生,我是您的床位医师裘医师,我来了解一下您的病情。

患者:医师您好,我总是感觉自己的肚子不大舒服,大概是这个地方(患者用手指中上腹)。

医师:(手触诊患者中上腹)是这个地方对吗? 什么时候开始的?

患者:很久很久了。

医师:很久是多久?

患者:其实大概10年前我因为胃总是很难受就做了一个胃镜,因为我怕得癌,然后胃镜显示我有一个胃溃疡,但后来我也没有怎么关注。

医师:这次难受是从什么时候开始的?

患者:就是我间歇性的某天吃得不好,或者饱餐一顿后就会觉得比较难受,本来我是不想理会的,因为本来也没什么大碍,但我这次是因为昨晚有个应酬,喝了不少酒,上了厕所发现自己拉了黑乎乎的一大片,我挺害怕的,大概是这个样子的,医师您看(把手机照片给医师看)。

医师:所以是您昨晚应酬完肚子开始不舒服吗?

患者:对对对,肚子特别疼。

医师:是怎样的疼痛呢?

患者:就是胀胀的,又痛,有点说不出来。

医师:有恶心、呕吐吗?

患者:没有。

医师:上完厕所可以缓解吗?

患者:有,但我感觉上完厕所以后心跳好快。

医师:以前出现过这样的情况吗?

患者:以前偶尔会有,但没那么严重。

医师:您说10年前您做了胃镜发现有溃疡,那后来吃药或者治疗了吗?

患者:没有。

医师:持续10多年都会偶尔不舒服是吗?

患者:对。

医师:这段时间以来您饮食怎么样?

患者:吃饭还可以,有一段时间还挺想吃的,但吃完会不舒服。因为工作压力比较大,吃饭不规律,经常饱一顿饿一顿的。

医师:您睡觉怎么样呢?

患者:睡觉还不错。

医师:大小便呢?

患者:大小便还可以,就除了昨天那一次。

医师:好,体重有变化吗?

患者:没有。医师你说我拉出来这么多会不会贫血啊?

医师:等检查出来再说。

患者:那要不要弄点人参什么的吃一吃。

医师:您以前有过乙肝、结核等传染病吗?

患者:什么都没得过。

医师:做过手术吗?

患者:大概2002年的时候我做过一次阑尾炎手术。我以为我做个阑尾炎手术肠胃就能变好了,但后来还是老不好⋯⋯

医师:(打断)以前输过血吗?

患者:没有。

医师:有对什么食物药物过敏吗?

患者:也没有。

医师:有按计划预防接种吗?

患者:有,小时候都打过预防针的。

医师:有高血压、糖尿病等其他疾病吗?

患者:没有,我很健康的。

医师:平时抽烟吗?

患者:抽烟抽了10来年了,有时候来朋友了抽一抽,心情不好也抽一抽。

医师:平时喝酒吗?

患者:喝呀,我经常要应酬的。喝了将近20年了。

医师：家里人有得类似疾病的人吗？

患者：没有，我家里人都很健康很长寿的。

时间到，请学员做 1 分钟的病史总结

学员：患者女，"上腹部不适 2 天"，患者自昨夜喝酒后出现上腹部不适，伴黑便，不伴恶心和呕吐，便后缓解。10 余年前胃镜检查发现有胃溃疡，但未行治疗。发病以来食欲正常，睡眠尚佳，大小便正常，体重无明显变化。否认传染病史、输血史、过敏史，2002 年有阑尾炎手术史，预防接种史随社会。系统回顾无特殊。有吸烟史 10 余年，饮酒史 20 年，家族史无殊。

请学员做反馈

学员：我觉得刚才的问诊中我的条理比较清晰，问诊思路合乎规范，重点突出，语言通俗易懂。但是当患者说到与主诉无关的内容时经常打断患者。

带教老师反馈

带教老师：我觉得主诉中应该加"黑便"，其次整个问诊过程还是很全面很有逻辑的。最开始是患者主动倾诉带着医师的问话，但后来医师主导回来了。但我觉得这个过程太正式了，太按照书上的条条框框问了，比如患者给医师看手机里的黑便，医师就回答了"哦"就接着问下一个问题了。还有患者担心自己会不会贫血，要不要吃点人参，医师就只说等我们检查结果出来再看。所以我觉得是临床医师在这种情况的时候,除了用自己的专业知识解释外,是不是应该对患者的个人问题也给予解答,多一点人情味,而不是一味追求快速把病史询问完。万一真的遇到突发情况,应该如何给患者进行心理疏导是很重要的。还有一点,如果是我来问,我会再问一句月经史,女性急腹症,需要与宫外孕鉴别,这是非常重要的。

在案例一中,医师过于详细回答患者的问题,没有把握好问诊的节奏,导致在规定时间内没能够采集到全面的信息,而且我们也看到这位医师并不能解决患者所有的问题,既不能完成既定的医疗工作,也没有使患者满意,这样会得不偿失的。

在案例二中,患者的思路凌乱又急切,想到哪里说哪里,这也是很多患者共有的心态。而住院医师生怕放过每个问诊细节,并希望对患者的疑问均有"负责"的解答,在一一回应患者问题的过程中,时间很快就流逝了,这种诊疗的效率十分低下。

在案例三中,患者表现出了极度焦虑,但医师没有考虑患者的感受,主导了整个问诊的节奏,虽然问诊过程得以完整进行,但会使患者觉得医师缺少人情味儿,少了一些人文关怀。

一个完整的 Mini-CEX,涉及了病史询问、体格检查、临床诊断、鉴别诊断和初步治疗方案等多个方面。而在实际的临床工作中,短短数分钟着实不足以完成如此详尽具体的诊疗。因此我们通常采取的措施是,初次病史采集及查体在同一时间进行,临床诊断、鉴别诊断和初步治疗方案放在后续多次医患谈话中进行。时间控制也成了 Mini-CEX 的实施重点。

经过多次 Mini-CEX 的实践观察和学员总结,可以总结出以下几点不能在规定时间内完成完整病史询问的原因:

(1)患者病程长,病史复杂。

(2)现病史问诊时缺乏逻辑,时间线混乱,来回重复相同或相似的问题。

(3)学员缺乏经验,广泛询问阳性症状和阴性症状,抓不住重点。

(4)学员对患者过分澄清或求证不重要的信息,在不必要的小细节上过分纠缠。

(5)患者对自己的疾病、症状、药物不良反应的疑问太多,学员在非重点的问题解答上耗时太多,如患者讲述发热症状时问问何种测体温的方式准确,医师花很多时间去解释口温、腋温、耳温和肛温的区别,然而这都不是本次问诊的目的。

此外,年轻医师缺乏多方面的经验,既有临床知识上的缺乏——因为不熟悉疾病的主要特点而问诊时无侧重、无详略,也有医患沟通技能的缺乏——难以掌握共情、打断和挖掘的沟通平衡。一名具备充足知识储备,并经过训练掌握良好沟通技巧和效率的医师,在规定时间内的问诊就如同在规定时间内在超市里买到购物清单里的物品一样,因为对物品布局足够熟悉,因此才能迅速采购完毕。医师在日常工作中,可以进行针对性刻意练习,多注意积累病种,形成有序的诊疗思路。Mini-CEX 就提供了这样一种临床场景，另学员在不断的演练中意识到时间控制的重要性，并训练把控时间，高效率高质量诊疗的能力。

（付佳玉　赵奕凯）

Mini-CEX 教学实践与质量控制

第 1 年的轮转行将结束,大李医师主持了多次 Mini-CEX,他亲身感受到小李对临床学习的劲头更足了,也确确实实提高了临床能力。临近 1 年结束,小李再次来到大李医师这边前来考核。

小李医师胸有成竹:"李老师,这一年我收获很多,帮助很多患者解除了病痛,我越来越觉得自己的工作是有意义的,今天务必请李老师检视一下我的进步!"

然而实际考核却并没有想象中那么十全十美,小李医师在问诊过程中有点跳跃,在面对一个育龄期腹痛患者时,遗漏了妊娠史的提问。小李的问询态度也有点"过于老道",显得不够严肃。

在反馈环节,小李和大李坐在一起,对几个问题逐一分析。小李认真聆听了自己的问题,承认了自己的失误,但也提出了一个困惑:"李老师,我之前连续 3 个月在同一科室轮转,当时的带教老师就思维比较快,说话很直接,我也就有样学样了,按着某老师的方式去问诊,老师也很满意,还表扬了我呢。可能这也导致我没清楚认识到这些问题。"

小李离开诊室，却把疑惑留给了大李："教师与学生在实践上的差异究竟孰对孰错，最好是在考核时就充分沟通，否则就会像在小李身上一样，产生深远的影响；不同的带教老师风格不同、对考核的把握也有区别，如何规范带教老师的行为？如何追踪学员的能力变化？如何控制教学的质量？如何在考核现场通过反馈使教学双方获得提高？种种问题表明，为了实现行之有效的教学，教师们仍有大量的工作需要完成。"

第一节　Mini-CEX 的准备工作

一、带教老师培训

如何保证不同临床带教老师 Mini-CEX 评估的一致性与公平性是一个重大问题，这也直接影响到评估的信度和效度。解决这一问题，不仅要求 Mini-CEX 评分量表的细化、评判指标的客观化并加强教学数据的分析与总结，更要求对临床医师进行完备的师资培训。

医学教育的管理部门应组织由专门的临床考试专家开设的 Mini-CEX 培训。由专家解释、阐明 Mini-CEX 的定义与内涵，介绍 Mini-CEX 的发展沿革与最新进展，说明 Mini-CEX 的基本原则与评估细则。应组织多名带教老师观看 Mini-CEX 演练的同一录像，共同打分并讨论打分间的区别，分析造成区别的原因。以确保评分的一致与公平。

在培训的末尾,组织考试评估打分的一致性,即全体带教老师同时观看多段临床录像,独立打分。一致性在一定界值上的带教老师才获得 Mini-CEX 的带教老师资格,其余教师应再经培训、考试后上岗。

二、学员教育

对学员而言,在评估开始前树立对 Mini-CEX 的初步认识是必要的。教育管理部门应在临床课程或实习开始前统一向学员介绍 Mini-CEX 的形式和目的。介绍此项评估的背景资料有助于学员接受和认可评估的模式,从而促使学员更主动地加入到这一教学活动中;此外,同样通过播放预先准备的临床接诊、体格检查、诊断处置和带教老师、学员反馈的视频,使学员建立感性认识,知道自己在评估中的位置和活动内容、了解带教老师方面评估的主要内容、学会运用反馈方式。

宣教时应预先介绍 Mini-CEX 评估的具体内容及细则,以利于学员在实践中能够辨别自身的操作是否正确并进行自我反馈。此外,在实践前组织学员结对训练 Mini-CEX 也是有益的,因为这可以使学员在实践过程中熟悉考核流程,避免在实际考核时因生疏而引起不必要的紧张,影响 Mini-CEX 评价的有效性。

三、开始一次 Mini-CEX

一般来说,评估的时间、地点和患者均可由学员和带教老师共同商定。但我们鼓励由学员提出进行考核的要求,由带教老师进行积极配合。应预留足够长的时间来完成一次完整的 Mini-CEX，一般在 15～20 分钟完成评估。地点可选择在门诊、急诊或病房，但应保证有相对独立、安静且足够的空间。空间需同时保证必要的观察距离、维护患者的隐私、避免外界的声光干扰等。在进行体格检查评估时，还需要准备相应的医疗器械。打开手机端 APP（临床医培）评估表格进行现场评估，并当场记录反馈内容。

第二节 观察、评估与反馈

以教学者的角度看 Mini-CEX 的 3 个重要环节是观察、评估和反馈。观察是评估与反馈的基础，评估是衡量学员能力的工具，而反馈则是教学双方进一步提高教育水平和临床水平的重要方法，在形成性评价中具有重要意义。

一、观察

在 Mini-CEX 中，带教老师应成为一台"沉默的摄像机"，首要做的应该是避免带教老师角色影响患者和学员的沟通。这就要求带教老师在评估结束前，如无严重问题，不与患者及学员进行任何言语、神情及动作上的互动；选择合适的观察位置，既全面观察学员的举动、行为、神情等信息，又独立于学员和患者交流的视线外；在观察位置上应避免位置改变和大幅度的躯体活动——即所谓"沉默"。

带教老师作为"摄像机"，应忠实记录学员的行为，并实时填写评估表格，在每个评价标准上的观察应该是独立的，不应带着主观眼光去观察；自始至终保持专注，全面评估整段表现。

二、评估

评估和评估表格是衡量学员临床水平和医学胜任力的工具，评估结果是 Mini-CEX 的主要结果。形成性评价也称里程碑式评估，其中的里程碑即是每次评估的结果。为了确保评估的一致性和公平性，务必确保每个考评带教老师都经过相应的培训和考核；此外，每个项目独立评估，不应因学员在一个项目上表现得差而在其他项目上评价得更加苛刻，反之亦然。

作为带教老师，只根据客观事实描述学员做了或没做到某项指标，有重大错误、有小错误还是准确无误。不夹杂个人色彩。评估同时是 Mini-CEX 质量控制的重点，通过分析评估结果可以考察带教老师评价的一致性，也可对学员的个性和共性问题进行分析。

三、反馈

反馈在 Mini-CEX 中发挥重要作用。在住院医师规范化培训中，临床教学反馈必须以医师的职业胜任力培养为出发点，关注学员的知识、技能以及价值观等方面的差异，使学员获得从医的基础知识与基本技能的结合，使学员学会主动学习、形成正确价值观。临床教学因医学培养本身的"过程形成结果"的特点，带教老师的反馈模式一方面应具有普通教学反馈的普适共性，另一方面也有着基于医学的自身共性。

现场反馈具有较强的时效性。学员完成动作，带教老师完成评估之后在第一时间开展反馈可以让学员马上根据刚刚发生的情况找到自己的优点和不足，迫使学员认真思考、回忆并分析自己的行为，加深上述印象。还可以让带教老师直接根据评估列表指出客观现象，使得反馈有据可依，有证可循。因此，在每次 Mini-CEX 实践中都必须设置独立的反馈环节。可综合采用多种反馈方法进行实践，如直接反馈、间接反馈、"三明治"式反馈等。

第三节　基于 Mini-CEX 的教学实践

一、合理安排评估间隔

基于其自身评价时间短、开展方便等特点，Mini-CEX 适用于形成性评价。为了在这种评价中发挥作用，需要有足够多的里程碑、足够长的观察时间。这就要求我们合理安排 Mini-CEX 的间隔和时间。在临床医师规范化培养中，我们建议每个月进行 1 次 Mini-CEX 考核，并每半年对上述考核进行整理和分析。

二、教学数据的建库与统计学分析

对所有带教老师和学员的 Mini-CEX 评估和反馈记录进行收集，贮存在数据库中。以便于分析每个学员的个性化问题和全体师生的共性问题。对每个学员进行雷达图的绘制（图 10 - 1），可以显示出各类能力的优劣和动态变化，给学员以直观的引导。

以轮转科室、所学专业、指导带教老师、规范化培训年度（规范化培训第 1 年、第 2 年、第 3 年）、学员年龄、性别等参

迷你临床考核：从理论到实践

数进行分组,可以找到教学共性问题,为制订更加科学合理的教学制度提供依据。

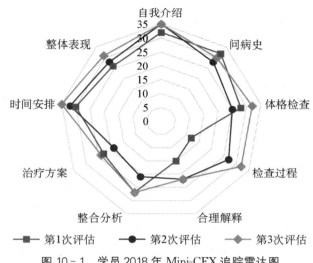

图 10 - 1　学员 2018 年 Mini-CEX 追踪雷达图

三、质量控制

保证 Mini-CEX 的信度和效度是决定整个形成性评价成果的重要因素。在建立教学数据库的基础上,利用数据挖掘与统计分析可以找出异常值进行针对性处理。譬如,对于同一批次的学员,某带教老师的评分较其他同行显著性低下。经调查发现,该带教老师对某项评估指标的理解较他人有所偏差,经过进一步的培训,与其他带教老师的一致性得到提升。再如,某一指标离散度过小,经培训发现,对考核指标的分类不够细致,描述不够客观,使得大多数老师囫囵吞枣,没有做到应有的区分度,失去了评估的意义。再有,某年度尚未进行三段式反馈,全年 Mini-CEX 评估升高水平较 2018 年(全面推行三段式"三明治"式反馈)小,这就提示反馈机制存在问题,影响了学员水平的提高。

此外,要重视挖掘可能影响评估质量的因素,安德莉亚·洛瓦尔德(Andrea C. Lörwald)等建立的模型涵盖了 Mini-CEX 的大量影响因素,包括评估形式(评估的时间和评估工具)、评估使用者因素(带教老师对 Mini-CEX 的知识掌握度、学员对 Mini-CEX 的了解程度、带教老师对 Mini-CEX 的态度、学员对 Mini-CEX 的看法)、实现方法(观察与反馈)和结果(学员发起反馈和对教学的影响)4 个主题及 9 个亚主题。

其中 Mini-CEX 的时间,观察和反馈作为二分变量对评估起着重要的先决作用。显然,固定、合理的 Mini-CEX 时间与有质量的观察和反馈是保证教学质量的关键。加深带教老师和学员对 Mini-CEX 的认识,充分引出其主动性也对扩大 Mini-CEX 的成果大有帮助。最终,Mini-CEX 的目标是提升临床医师的胜任力。因此,质量控制的终极评价标准为:是否带来了教学成果的提升。

(李　剑)

反馈:临床教学的基石

　　反馈是 Mini-CEX 的中心,也是能否达到 Mini-CEX 目的的关键所在。在 Mini-CEX 较为成熟的美国,最早实行住院医师培养的时候,也是任其在医院中自由地学习,很少进行特定的关注,更没有良好的反馈。培训的结果就是住院医师在学习结束的时候,也不知道自己好在哪里,又有哪一些地方需要改进。除了临床操作的技能有部分提高之外,临床的整体胜任力参差不齐。

　　因此,当时的临床教育专家研究发现,应该给住院医师临床工作以特定的观察,并就观察到的工作情况及时反馈给住院医师,可以使住院医师意识到哪一些需要改进,哪一些可以保持,临床医学的培养效率大为提高,同时,这样的反馈还能提高医师的临床技能,最终有效提高住院医师的临床胜任力。

第一节　传统的反馈模式和不足

　　反馈,又称回馈,来源于控制论的基本概念,是指将系统的输出返回到输入端，并以某种方式改变输入，进而影响系统功能的过程。这一概念最早由火箭专家提出并用于火箭操作系统。控制论之父诺伯特·维纳（Norbert Weiner）将这一概念用于人类，并这样形容"反馈"：如果返回到个体的信息能够改变个体的某种行为方式和方法，那么这个过程就是我们通常所说的学习。由此可以看出反馈对于维持系统的稳定、改善系统功能起着非常重要的作用，同时，反馈是人类学习过程中不可缺少的组成部分。

也正因为如此，我们引入 Mini-CEX 作为住院医师规范化培训中的一种学习形式，如何进行优质的反馈直接影响到这种评价方式的最终成效。

传统的反馈模式包括直接反馈和"三明治"式反馈。

一、直接反馈

直接反馈是临床上最容易实行的一种反馈。在 Mini-CEX 使用的初期，很多带教老师均使用了直接反馈，因为这也是带教老师最为熟悉的一种方式。多数在学员做完一项临床工作时直接给出，或者在评价的同时给出。反馈的内容分为正面的和负面两种。

在设计 Mini-CEX 前，我们对带教老师的反馈进行回顾性问卷评估，发现超过 70％的带教老师给出的是负面反馈。而学员的回顾性问卷中，能够记住的全部是负面反馈。如果带教老师在学员完成临床工作以后，仅仅对住院医师说："今天这次工作做得很好，非常熟练"。多数医师并不会觉得这就是反馈，而且很可能在后来的几周中慢慢就淡忘了这一次 Mini-CEX，这也是为什么带教老师总是觉得我已经给了住院医师反馈而住院医师却觉得没有得到老师反馈的重要原因。如果此时，带教老师一边摇头一边说："不行，太不熟悉了。请你回去好好复习一下解剖书，再来做这个操作"，学员往往能够印象深刻，如果此时可以和带教老师进行讨论，有时就能达到很好的学习效果。

由于临床经验的差异，带教老师最容易使用直接反馈，但由于直接反馈往往是负面的，也容易激发学员的反抗心理，有时学员无法接受反馈的内容。我们在推行 Mini-CEX 的初期，发现带教老师全部使用了直接反馈，反馈成为一种批评，而 Mini-CEX 也更像一次终结性评价，并最终接受批评。于是我们开始在带教老师中培训另一种传统的反馈模式，即"三明治"式反馈。

二、间接反馈

间接反馈是在 Mini-CEX 结束之后，就考核的整体情况作出的一种反馈方式。通常先描述一下考核的过程，并对考核中出现的好的地方进行表扬和鼓励，然后再指出其中的不足之处。大家所熟知方式是"三明治"式的反馈方式，这也是一种有效且容易为评估者和被评估者接受的反馈模式。

如同一块三明治一样，这种反馈是由 3 个部分组成的：上下两片面包，中间夹着一片肉。构成第 1 片面包的是表扬和鼓励的部分，构成中间"肉"的是需要改进或提高的部分，而第 2 片面包是带教老师再次强调做得好的地方或是改进的建议。例如："下面我们开始反馈。刚才的病史询问和体格检查做得非常完整，和患者的沟通也非常流畅。但是由于问病史的时间控制不佳，后来就急忙开始体检了，所以遗漏了重要的过去疾病的用药以及家族史,导致无法完成正确的病史分析,给出的治疗方案也就无法具有针对性了。因为沟通已经很好了,其实可以在体格检查的时候,一边检查,一边继续询问病史。这次考核,整体上做得不错,下次继续努力。"

上面所做的就是"三明治"式反馈。在这个反馈过程中,带教老师首先是肯定住院医师做得好的地方,然后再指出需要改进的地方,最后再次强调做得好的或是指出进行怎样的改进。在这个过程中,住院医师首先得到的是肯定的反馈,然后得到的是需要改进的方面,最后还得到如何做得更好的建议。

我们在 Mini-CEX 的实践中发现,"两片面包"通常是人们觉得最容易的,谁都愿意表扬人或者被表扬,通过表扬可以改善与住院医师的关系,而住院医师得到表扬以后也能够更有动力继续发扬优点。在使用这种方式时,带教老师应该注意表扬需具有针对性,应具体到每个细节,这样住院医师才能明白自己具体哪些地方做得好,下次应该怎样继续保持。要避免空洞不诚恳,如"做得不错""还挺熟练的"这种泛泛而谈的表扬。

我们发现 Mini-CEX 表扬部分的反馈必须做得十分具体,哪怕非常简单,如"在刚才问病史的过程中,你对症状把握得很好。询问了每个症状的特点、持续时间、诱因和缓解方式",住院医师在做得好的方面得到了再次强调,又一次加深了印象,在之后的病史询问过程中就会继续保持下去。

较为困难的部分是如何做好中间的那一片"肉",即指出缺点和不足,这在反馈中与表扬、鼓励同样重要。从学习和提高的角度来看,这部分甚至比表扬更为重要。如果使用得当,可以提高反馈效率,提高住院医师临床水平;如果表达不当,可能使双方处于尴尬的境地,最终双方都产生心理抵触。这一部分的要点是针对住院医师刚刚进行的考核中某一特定行为进行描述性反馈,而不是针对住院医师本人的或者带有评价色彩的反馈,比如:"你刚才问得太急了,就不能耐心点吗?""你有点懒惰,这些体格检查都直接省略,太没有责任心了",或者"你刚才根本没有同情心"等。

在我们的应用中发现,如果住院医师在考核结束之后愿意就考核内容进行讨论,学习效果往往特别好。因此,在对住院医师作出足够的反馈时,我们建议可以先询问一下被考核的住院医师是否愿意你给出这样的反馈,在得到肯定的答复后,再进行反馈,并且欢迎住院医师进行讨论式的反驳。这种应用能够使住院医师更容易接受,带教老师可以在对住院医师做反馈的同时,一起讨论对反馈的看法,并鼓励住院医师发表看法,有助于达到说服的目的。

然而,这种"三明治"式的反馈在我们医院进行的 Mini-CEX 应用中存在一些不足。

(1)带教老师和参加考试的学员都可能被这种形式固化,无法发动学员和带教老师进行讨论。住院医师的 Mini-CEX 是基于临床实际工作情况的一种考核,临床实际工作情况是千变万化的,因此每次的反馈对应的情况也是千变万化的,如果使用固定的模式进行反馈,实际上就无法使学员接受反馈的内容。

每次的 Mini-CEX 结束之后,带教老师都会对学员进行如下的反馈:"第一,刚才你这个考核有这些地方做得不错;第二,你在有些地方需要进一步改进;第三,我们认为这次考核有哪些地方是你可以进一步保持的。"这个时候学员与带教老师都已经对需要进行反馈的内容有了精确的预期,不管自己做得好坏,学员都在期待着这样一个批评,而这个批评实际上并不为学员所接受。我们在观察了一些 Mini-CEX之后,对学员进行了访谈,发现很多学员都觉得自己做得不错,但老师总是要批评一下的。在问及是否认可带教老师的批评部分,30％的学员并不认可,他们只是期待在这样一个固定的形式下完成。而认可批评的学员中,一半以上的学员认为他们自己已经认识到了问题,并不需要带教老师特别指出。因此这部分学员还建议带教老师应该发现一些他们自己没有注意到的不足之处,而不是大家都已经发现的问题。这种方式在 Mini-CEX 的反馈中容易成为形式主义。

　　(2) 在"三明治"式的反馈应用于 Mini-CEX 时,第 2 片面包其实并没有实际的作用,因为我们的考核是基于临床实践的,因此在第 1 片面包当中已经非常精确地具体指出了哪些环节做得不错,那么在第 2 片面包进行的时候对住院医师已经认识到的优点进行表扬或者提出期待,并不能达到学习的效果。很多带教老师为了达到反馈的形式,往往说得比较多,而学员并没有机会参加讨论,同时带教老师讲的内容和学员的想法,因为没有交流多数情况下无论是优点还是缺点都是学员已经发现的问题,在学员的感受中这样好坏参半的、带教老师为主导的反馈最终成为一种泛泛而谈。

因此我们认为传统的反馈模式存在着短板,形成性评价应该寻求更好的反馈模式,使考核达到更好的效果。

第二节 反馈的内涵和目的

正如诺伯特·维纳(Norbert Weiner)所指出的,反馈的目的是将信息返回到个体后,使个体的行为发生改变,达到学习目的。因此,在 Mini-CEX 中,对住院医师反馈的目的是让住院医师能够明白自己临床工作的不足之处,并能主动改变自己的不足,最终通过这种考核达到主动学习、提高临床胜任力的目的。

因此,要实现有效的反馈应该具备下列要素:①构建一个良好的沟通氛围,通过与学员的沟通,可以对行为标准达成共识;②选择一个恰当的沟通地点;③能激励学员去思考自己在临床工作中需要进一步提高之处;④反馈的内容反映出被反馈者的某一特定的行为,而且应该是非批判性的、客观的。

有人将反馈的要素简化为"STOP"4 个方面,它们分别指以下。

S(specific):某一特定的行为。在 Mini-CEX 中,指对于刚发生的考核作出反馈,在反馈的内容中具体指出反馈哪个方面。

T(time):及时。结束考核以后立即进行反馈。

O（objective）：基于观察的实际情况进行反馈。

P（personal）：针对个人进行的。需要针对被考核的学员进行单独反馈。

一个良好的 Mini-CEX 的反馈应当是：当带教老师在临床工作中观察到住院医师的表现时给予及时反馈。具体的做法是在上级医师观察了住院医师的一次 Mini-CEX 以后，选择一个安静的环境，开门见山地说："如果你愿意的话，我想就你今天问病史中的问题给你一个反馈，中间如果有什么问题，我们随时进行讨论。"这样住院医师就意识到老师今天给了我一个反馈，这个反馈是针对我询问病史中的问题所作的。

Mini-CEX 的反馈目的是针对性的部分改进。在带教老师进行考核之前，需要十分明确，反馈的目的是临床中最需要住院医师改进的部分，促进住院医师临床能力的提高。正因为反馈的目的是使接受住院医师规范化培训的学员有所提高，所以在反馈中不应该只是简单地指出不足之处，更应侧重于建设性的建议，而且这些建议一定是具体的，可以操作的。

第三节　Mini-CEX 中合理的反馈方式

进行反馈的重要误区是认为反馈就意味着表扬或者批评，甚至误解反馈就是一种指导，在实际临床工作中我们听到最普遍的反馈是"你在哪方面做得真好"，或者说"你在哪方面做得不够好，你这个事不应该这么做，不应该那么做"，或者说"你不应该对患者进行这样或者那样"。但是实际上表扬或者恰当的批评都很重要，但反馈并不是指表扬，也不是批评，重要的是告诉学员你做了什么或者没做什么，此时可以使学员进行自我调整。

因此反馈也不是指导，反馈与指导是在同一个自我调整体系中的互补部分。反馈阐明行动是什么样的结果，而这样的结果实际上可以没有表扬没有责备，而是仅仅在一个简单的对话当中进行。

例如，在一场 Mini-CEX 当中，一位皮肤科的学员在心内科轮转的时候，问询一位胸闷的患者，结果这位胸闷的患者恰好双下肢合并一种特殊的皮肤病，而且没有得到控制。在这次胸闷发作后，患者尽管认为双下肢的皮肤和以前差不多，但是华山医院的皮肤科很著名，因此特别想讲一讲皮肤的情况。这恰好又是这位医师所从事的专业，因此两人就这双下肢的皮肤皮屑皮疹进行了一番讨论。结果 Mini-CEX 的时间结束，带教老师就停止了考核。在考核结束以后，带教老师和学员进行了这样的对话："刚才考核都没做完，你觉得来得及吗？"

学员回答："我时间都耗光了，没有及时完成考核……"

"那么时间都花在哪里去了呢？"带教老师继续问。

"我没想到他问到了一个皮肤科的问题，而且他那个皮疹恰好是我自己的专业……一讲就岔开了，时间全没了……"

"那么这个皮肤科的问题跟患者的这次入院，或者这次疾病的诊治,有很大的关系吗?"

学员回答说,"其实关系并不大。"

"那你觉得怎么做会时间充裕一点呢?"

"我觉得在这个方面浪费了太多的时间,我应该及时中止,先继续心内科的问诊,时间就够了。"

在这样一个对话过程中,实际上就完成了一次反馈。所以反馈并不需要带教老师进行积极主动的表扬或批评,甚至"三明治"的模式,而是进行在对话当中,就可能使学员恍然大悟,茅塞顿开。苏霍姆林斯基曾经说过:"在人的内心深处有一种根深蒂固的需要,就是希望自己是一个发现者、研究者、探索者。"在住院医师培养过程中,这种需要特别强烈。

因此,在 Mini-CEX 中,反馈的基本原则如下。

一、交往性原则

临床教学活动是由师生双方共同参与的。在信息传递、加工、存储和应用的流程中,双方之间的信息交流可以看成是反射的两个方面,失去任何一个方面反馈的效应就不存在。同时他们又是对方反射的回音壁,尽管不是一一对应的,但都可以从一方找到反馈前的情况,并且可以自我检查反映外显行为与变化的外显标志。

带教老师应该充分把握交往的方式与清楚明确的表达方式,用学员能够理解的语言传递和再加工,将整合经验的知识信息表达为学员能够会意的信息。力图做到信息间的协调一致,以便于学员接受。

二、情感性原则

教育心理学研究表明，任何一种教学活动必须是促进学员内部体验引起对认知的需要、对创造的需要、对独立工作的需要，也就是引起住院医师对临床工作的兴趣才能取得良好的效果。评价是反馈的伴生物，也是反馈活动的重要组成部分，没有评价的反馈是无效的，反馈的评价应该从住院医师的进步方面出发，采用纵向的评价模式，临床技能上给予矫正，情感上给予鼓励。在 Mini-CEX 这种近似临床工作的情境中要克服主观性和随意性的诱惑。

三、时空性原则

控制论研究表明，人的感官在接受外界信息时，对不同的外界信息有不同的反应时间，并且存在反应的时间信息不可能连续进入大脑。也就是说在临床教学中也必须控制好单位时间内的信息传递量，同时吸收相应信息并保持信息不发生变化。

四、调控性原则

没有反馈就没有控制，是控制论思想的精髓。教育心理学研究结果认为，教学过程中善于组织学员的注意是完成教学任务的重要手段。因此，调控的方法在于采取有效的刺激。在 Mini-CEX 的反馈中就是要及时捕捉来自住院医师的反馈信息，了解住院医师的情感和学习状态，才能进行有针对性的反馈达到学习反馈的目的。

美国学者威金斯认为，"最好的评价应该具有反复性和纵向运行的特点，随着时间的流逝不断地在起作用"。这就是说在一个学习的过程当中，随着任务的不同，应该处处存在反馈。持续不断的反馈,能够提高临床的教学质量,不断改善住院医师的行为,反馈随时随地都能进行,这也是推行 Mini-CEX 的目的。

第四节　实践中各种反馈模式的综合使用

一、基于复旦大学附属华山医院实践的反馈模式

在我们的实践中,探索出了"三段式"反馈模式,效率最高,而且容易被学员接受,具备良好的应用价值。在 Mini-CEX 的观察与评估结束以后,和学员一起到另一较为安静的场所进行反馈。具体做法如下。

第 1 段:请学员就刚才的考核谈一谈感想。这一段主要是学员进行总结,带教老师作为引导,让学员对考核的过程进行描述和评价,并主动叙述内心的想法。带教老师使用开放性提问,进行引导,例如:"还有呢?""你觉得是什么原因呢?""你怎么看呢?"等。通常,经过这一阶段,很多学员马上已经可以意识到需要改进的地方,以及如何进行改进了。这是效率最高的一段,带教老师一定要有耐心,引导学员讲述,并控制一定的时间。

第 2 段:带教老师做适当总结,确切指出学员考核过程中的优点和不足之处。这一段的重点是带教老师一定要认真观察,记录学员做得好的地方,并在这一段反馈给学员。在实践中我们发现,带教老师寻找缺点远比寻找优点容易,而寻找优点要求带教老师必须认真观察,这也是 Mini-CEX

的要求。因此,在我们带教老师培训中,要求老师至少指出3处做得较好的地方。通过这样的模式,学员更加自信,带教老师则观察更加主动,也契合了反馈的"情感性原则"。

第3段:带教老师就需要改进的地方提出建设性意见。在这一段可以使用"如果是我的话……"或者"要是下一次做,最好……"等语句来进行反馈,还可以提出学员回去要学习的专业内容,比如"今天回去可以就这例患者,复习一下心律失常的鉴别诊断"。但是不需要很多内容,往往一到两个地方就可以,内容精简则学习效率高。

以上"三段式"的反馈模式,需要有一定的规范来做,带教老师需要有一定的语句,来给学员一定的"仪式感",反馈效果更好。例如带教老师说:"下面,我来对你的Mini-CEX情况做一个反馈。"

"请你先谈一谈刚才考核感觉怎样?","自己觉得好或者不好的地方是哪一些呢?","嗯,很好,还有呢?"(此处为第1段,鼓励学员自己描述,带教老师倾听为主,不要评价)

"是啊,你刚才提到了这些都很有道理。下面我来讲讲我观察到的情况。你在刚才的考核中,下面这3个地方,做得很好:……"(此处为第2段,要确切指出做得好的和不好的地方)

"刚才最大的问题就是时间不够。你自己也意识到了。其实除了病史采集与体格检查需要更加集中、精炼以外,这种时间不够用还和专业知识体量有一定关系。今天,恰好就这个患者,可以看一看我们科诊疗常规中的第3章,内容不多,但是对下次考核一定有帮助。"(这里是第3段,要提出建

设性意见，并紧扣专业主题）

二、反馈的其他模式以及实践中的综合使用

除了上面提出的对话为主的口头反馈，其他反馈模式还有：分数反馈和描述性反馈。在最初版本的 Mini-CEX 中，我们对所要观察的每种项目，都进行了 1～9 的分数界定，在考核结束以后，再给一个综合评价。但是，在之后的教学研究中发现，这种评价方式，在 Mini-CEX 中效果最差。因为提供某个 1～9 分的反馈，带教老师和学员都会产生一种及格、良好或者优秀的概念，在得到分数的同时临床能力并没有明确的提高。住院医师只是觉得在这一场考试当中自己处于怎样的位置，这并不是一个形成性评价的目的，而是终结性评价的结果，因而背离了 Mini-CEX 的初衷。因此，在后来所有版本中已经全部摒弃分数有关的评价，也摒弃了分数反馈方式。

同时，学员也并不喜欢直接给予建议性的反馈，因为这样一种单纯的建议性反馈，多数隐含着他们在考核当中的不足，即一些负面的信息，会降低学员的信心。因此，最好的方式是在特定的场合面对面进行口头反馈，加上写下的建议性反馈。因为在口头反馈的时候，学员可以通过带教老师的表情及语言了解具体书面反馈时所书写内容的含义，因此也能够知道自己在这次考核当中表现优秀及不优秀的地方。而此时书面的反馈所留下的也就是下一次需要改进的地方，这对学员的学习有较大的促进作用。描述性反馈是指将"做得好的"和"需要改进之处"都用文字描述，并记录在案。在巴特勒（Butler）的研究中发现，只提供分数或者同时提供分数和描述性反馈都不能达到改善学习的效果。根据他的观点，要促进学习，除了反馈需要描述性的语言以外，我们还要去进行口头的反馈。

我们在教改探索中对临床前的学员进行迷你工作坊的活动，活动中反复使用口头反馈（"三明治"式反馈）、描述性反馈以及分数反馈，并进行两两组合，结束后进行问卷调查。结果，在这些开放性问卷中，学员最不喜欢的是包含分数的反馈。在含有分数的任何组合中，尽管提前反复说明分数只是一种参考，不是形成性评价的指标，但是分数的公布具有一定的压力，学员的体验差。这个结论与巴特勒（Butler）的研究结果是一致的。

值得注意的是，Mini-CEX 是一种形成性评价，形成性评价中的反馈是指临床教学过程中发生的反馈，在临床中，为了使带教老师和住院医师及时了解临床胜任力的各个方面可能存在的不足，他们需要通过讨论来推进反馈，进而不断改进，并完善临床的学习方案和学习策略，使住院医师规范化培训的结果更加接近所要取得的教学目标，使住院医师规范化培训的学员成为教学活动的主体。因此，在 Mini-CEX 中，各种反馈手段，都需要在不同的实境中综合使用。

有一些临床工作的不足必须当场直接指出。例如有一位同学在皮肤科进行 Mini-CEX 的时候，头发没有扎起来，对皮肤病的患者进行查体，俯身时头发垂到了患者的肩膀。此时带教老师直接进行了反馈，说："这样做是不正确的，查体的时候应该把头发扎起来，因为这不仅是临床工作的需求，也不符合基本的卫生要求。"并终止了考核。还有一些情

第十一章　反馈：临床教学的基石

况,住院医师在进行临床操作时行为不规范,在带教老师看来可能伤害到患者或者住院医师,此时进行事后反馈的效果就非常差,也违反了临床工作的主要原则。因此就无需考虑反馈的特定环境,可以立即直接告诉住院医师正确的做法,并结束考核。

相对于终结性评价,形成性评价是一个动态的评价过程,是对学员日常学习中的表现、取得的成绩及所反映出的情感态度和策略等方面所作出的评价。其目的在于通过对住院医师学习过程进行持续的观察反思,对临床学习过程进行有效的监督,使学员能够获得成就感并成为评价的积极参与者。因此在这种教学活动中,反馈就成了形成性评价的核心依靠。通过反馈,带教老师可以不断地调整教学进度和方法,帮助住院医师提高学习效率。住院医师也能通过反馈信息找到目前临床能力和最终学习目标之间的差距,从而进行针对性的改进,最终完善临床胜任力的培训。

最后,在形成性评价过程中有效反馈必须遵循 3 个指导方针。

1. 反馈的必要性 在临床学习过程中,住院医师不免会存在一些错误,有些错误需要及时纠正并提出改进的建议。但是有些错误并不需要及时纠正,只是影响学员在带教老师面前展示时与临床目标之间的偏差,并不影响学习和掌握教学内容。如果带教老师反复提出,可能会影响到住院医师学习的积极性。一个良好的学习环境应该是学员自由发挥,从错误中学习,同时带教老师帮助学员树立信心,提高学习兴趣。

2. **反馈的准确性** 带教老师要仔细分析学员在临床考核中所犯的错误类型,在此基础上提出改进的建议,不能将所有错误一概而论,对于不同方面发现的问题,要给予不同的解决建议。作出准确的反馈,一方面可以使临床带教更为准确;另一方面,也让学员对自己的学习策略作出及时调整。

3. **反馈的合理性** 恰当的反馈时机是有效反馈的必要因素,带教老师要对遇到的 Mini-CEX 中学员的错误类型及错误原因作出正确的判断,对于不同的问题采取不同的反馈方式。合理的反馈使学员了解自己学习过程中的缺陷和不足,以便及时进行自我纠正。有效的反馈也使住院医师的学习热情受到保护,有利于减轻临床学习压力,提高自信。

有效的反馈具有以下特征:①在形成性评价中有效反馈是描述性的,而非判断性的。描述性反馈对学员的好的表现给予表扬,需要改进的不足之处给予建议;②有效的反馈具有积极性的特征,带教老师要对学员的成绩给予充分肯定,承认学员的努力,积极表达对住院医师的尊重,不要提供伤害住院医师自尊心的反馈,尤其是那些专业基础不是特别好的医师;③有效的反馈具有具体的特征,得到具体的反馈,住院医师才知道下一步该怎么做,怎样才能更接近目标。

每位学员积极参与反馈,主动提出对于考核的感想,自己参与分析缺陷和不足;带教老师提出用于改进的建议。综合形成 Mini-CEX 的有效反馈才能使 Mini-CEX 在住院医师规范化培训中发挥最大的作用。

(李 剑)

复旦大学附属华山医院 Mini-CEX 案例选集

一、支气管哮喘

病史摘要

患者×××,性别×,26 岁。

主诉:喘气,伴咳嗽咳痰 3 天。

现病史:患者 3 天前因空调冷气刺激出现喘气,伴咳嗽,咳出少量白色黏液样痰。有时感觉胸闷、不伴胸痛,有头痛、流涕、打喷嚏、咽喉不适;无发热、盗汗、乏力。在外院门诊吃药(不记得具体药物)后症状无明显缓解,为进一步诊治来我院就诊。

起病以来精神可,睡眠欠佳,食欲可,大小便正常,体力少下降,无明显体重减轻。

既往史:6 岁时患有哮喘,每年发作 1~2 次,近 1 年来发作次数增多。本月发作 2 次,先后用药后缓解,有过敏性鼻炎病史 4 年。家族中有青霉素过敏史。否认感染、结核病史。无传染病,无手术外伤史,无输血史,疫苗接种史不详。

个人史：出生于××××，居住于×××，职业××，无吸烟饮酒史；无毒品接触史；无冶游史；无疫区接触史。

婚育史：已婚未育，未患有影响生育的疾病。

家族史：无家族性遗传病史。父母体健。

初步诊断：1. 支气管哮喘；2. 过敏性鼻炎。

二、冠状动脉粥样硬化性心脏病

病史摘要

患者×××，性别×，66 岁。

主诉：胸痛 4 天。

现病史：患者 4 天前晨练后出现胸部不适，位于心前区，呈压榨感，无大汗、呕吐等不适，休息后缓解。昨夜胸痛再次发作病情加重，含服硝酸甘油 1 粒后缓解，为进一步诊治收治我院。

起病以来，精神欠佳，睡眠欠佳，食欲可，大小便正常，近半年来体力减弱，体重无明显下降。

既往史：有 2 型糖尿病史 10 年，口服格华止（二甲双胍）控制，餐后血糖 11～15 mmol/L，空腹血糖 8 mmol/L 左右。无高血压病史，无手术外伤史，无输血史。

个人史：吸烟史 20 年，每天 10 支左右，未戒烟。否认饮酒史。否认地方疫区接触史，否认毒物、放射性物质接触史。

初步诊断：1. 冠状动脉粥样硬化性心脏病；2. 2 型糖尿病。

三、消化性溃疡

病史摘要

患者×××,性别×,46岁。

主诉:上腹部不适1个月,黑便1次。

现病史:患者1个月前无明显诱因下出现上腹部不适,以剑突下为甚,进食后加重,昨夜喝酒后解黑便1次,黏稠不成形,量约100g,不伴发热、头晕、冷汗,不伴心悸。为进一步检查收治我院。

起病以来精神可,睡眠可,食欲可,大便如上述,小便正常,体力体重未见明显下降。

既往史:2009年有过一次类似发作,行胃镜检查提示胃溃疡,高血压病史10余年,用药具体不详。否认冠心病、糖尿病、肝炎、结核等病史。否认外伤史、输血史、否认药物过敏史。

个人史:预防接种史不详,2002年曾行阑尾切除术,术顺,术后恢复可。否认外伤史,否认输血史。吸烟10年,每日10支,未戒烟。饮酒每日2两白酒,饮酒史20年,未戒酒。无毒品接触史,无冶游史。

婚育史:已婚已育,育有一子,体健。

家族史:无家族性遗传病及传染患者密切接触史,父母体健。

实验室检查:无。

初步诊断:胃溃疡。

四、慢性肾病

病史摘要

患者×××,性别×,60岁。

主诉:少尿伴恶心、呕吐5天。

现病史:患者5天前无明显诱因出现尿量减少,每天约500 ml,伴恶心、呕吐,呕吐物为胃内容物,呈酸味。有腰痛、尿痛,2天前出现发热寒战,体温38.8℃,大便呈黑糊状。无尿液颜色改变,无尿频、尿急,无心慌、胸闷、气促,无头晕、头痛,无关节疼痛。

患病以来精神可,睡眠可,食欲差,大小便如前。体力体重未见明显下降。

既往史:平素健康状况较差,有高血压病史15年,肾结石病史20年。2009年体检发现血肌酐升高,无传染病史,无手术外伤史,无过敏史。

个人史:无吸烟饮酒史,无毒品接触史。

婚育史:已婚,结婚年龄25岁,育有1女,健康状况良好。

家族史:无家族性遗传病史及传染病密切接触史,父母体健。

辅助检查:2018年4月1日肾功能检查尿素氮10.17 mol/L,血肌酐162.9 μmol/L,尿常规红细胞3 624个,血尿++ +。4月2日泌尿系统B超提示右肾体积缩小,左肾积液,左侧输尿管下端结石。

初步诊断:1. 尿路感染;2. 慢性肾病,肾功能不全。

五、再生障碍性贫血

病史摘要

患者×××,性别×,35 岁。

主诉:乏力,间断发热 3 个月余。

现病史:患者 3 个月前无明显诱因出现头晕、乏力。活动后心慌、气短。发热,体温 38℃ 左右。不伴有咳嗽、咳痰、腹痛等症状。曾于当地人民医院就诊,经骨髓细胞及组织活检等检查诊断为重型再生障碍性贫血,给予赛斯平、安特尔(十一酸睾酮)等药物治疗。患者近 3 个月来间断发热,近 10 余天持续发热,且逐渐升高,全天持续发热,平均 38℃ 左右,最高体温 39℃,经院外各种抗生素治疗疗效不佳,为进一步诊断和治疗就诊于我院,门诊以"重型再生障碍型贫血"收治我院。

起病来精神一般,睡眠差,食欲不佳,大小便无明显异常,体力下降,体重无明显变化。

既往史:既往体健,各系统无明显改变,无传染病史,无手术外伤史,无预防接种史,无输血史,无药物过敏史。

个人史:出生于上海,居住于上海,无地方病地区居住史,不嗜好烟酒。无毒品接触史,无冶游史。

婚育史:已婚,结婚年龄 27 岁,育有 2 子,体健。

六、2 型糖尿病

病史摘要

患者×××,性别×,65 岁。

主诉:血糖升高 12 年,加重半年。

现病史:12 年前发现血糖升高,一直坚持治疗,拜糖平(阿卡波糖)50 mg,每天 1 次;格华止(二甲双胍)0.5 g,每天 1 次。来得时(甘精胰岛素)10 U,皮下注射,每天 1 次。近半年来自觉口干,症状加重,视物模糊,双脚发麻,半年内体重下降 4 kg,体力下降。

既往史:有冠心病史 3 年,无手术外伤史,疫苗接种史不详。无输血史,无过敏史。

个人史:无地方病地区居住史,否认吸烟饮酒史,否认毒品接触史。

婚育史:已婚已育,育有一子,家人体健。

家族史:无其他家族性遗传病史,无传染患者密切接触史,母亲患有 2 型糖尿病。

辅助检查:于外院查尿常规发现蛋白尿(+)。

初步诊断:2 型糖尿病。

参 考 文 献

1. 卜建宏,李越华,王慧新,等. 微课与 Mini-CEX 结合在急诊临床实习中的应用[J]. 中医药管理杂志,2017,27(14):113-114.

2. 曹伟. Mini-CEX 与住院医师能力评估[J]. 中国卫生质量管理,2009,16(3):24-27.

3. 陈秀春. 体验式教学模式的实践与思考[J]. 中学数学教学,2003,26(5):18-19.

4. 程伯基,吕兆丰. 医学教育模式的研究与实践[J]. 中国高等医学教育,1999,(6):1-3.

5. 丁鑫,胡铭,矫克尚,等. 医学生岗位胜任力模型研究现状[J]. 医学教育研究与实践,2017,25(5):701-703.

6. 顾杰,杨华,寿涓,等. 小型临床演练评量在全科医师培训轮转考核中的信度与效度分析[J]. 中华全科医师杂志,2010,9(11):786-787.

7. 胡经文,刘美丽,郭燕. 微课堂结合体验式教学法在心内科护生外周静脉留置针操作带教中的应用[J]. 中国医药导报,2018,15(29):137-140;148.

8. 贾丽娜,康学智,张栩,等. 探索现代中医高等教育中"师带徒"的新模式——Mini-CEX 教学引入中医临床实践的启示[J]. 中国中医药现代远程教育,2014,12(5):89-91.

9. 姜俊玲,林寿宁,谢莎丽,等. Mini-CEX 在内科临床教学中的实践与效果评价[J]. 广西中医药大学学报,2017,20(3):92-94.

10. 姜众,陈雄鹰,钱湘,等.美国住院医师规范化培训的历史和现状[J].中国医学人文,2018,4(3):16-23.

11. 金艳艳,李益民,陈薇,等.迷你临床演练评估工具的改良及应用进展[J].中华护理教育,2017,14(10):778-781.

12. 李芳,李义庭,刘芳,等.医学、医学教育的本质与医学人文精神的培养[J].医学与哲学,2009,30(19):66-68.

13. 李剑,高继明,吕珏,等.mini-CEX在内科医师培养中的使用[J].中国高等医学教育,2011,25(9):71-72.

14. 李文君.体验式学习理论研究综述[J].教育观察,2012,1(4):83-89.

15. 李小江,郭婧瑶,贾英杰.Mini-CEX在医学生临床能力培养中的应用研究[J].天津中医药大学学报,2018,37(5):420-423.

16. 梁园园,江智霞,赵远莲,等.《急危重症护理学》体验式教学模式的构建与实践[J].重庆医学,2012,41(32):3459-3460.

17. 林舒缓,郑祥雄,林顺平,等.OSCE模式于风湿科临床教学应用的探讨[J].中国卫生产业,2017,14(13):54-55.

18. 庞维国.论体验式学习[J].全球教育展望,2011,40(6):9-15.

19. 苏丹,刘秋颖,苏彦捷,等.临床胜任能力及其评价[J].医学与哲学,2012,33(2):1-3.

20. 孙宝志.世界医学课程模式改革百年历程与借鉴[J].中华医学教育杂志,2012,32(1):1-7.

21. 唐国瑶,陈建俞.我国住院医师培训制度的历史演变[J].医学教育探索,2006,5(2):99-101.

22. 唐健.医患沟通在医学教育中的地位与实现方式——兼评乔治·华盛顿大学医学中心POM人才培养模式[D].天津医科大学,2008.

23. 汪青.跨世纪的医学教育:改革是永恒的主题[J].复旦教育论坛,2014,12(2):103-108.

参考文献

24. 王峥嵘,张金花,郭群依.迷你临床演练评估在住院医师规范化培训中的作用[J].中国高等医学教育,2016,30(11):92-93.

25. 吴虹,杨小莹,于梅.体验式教学在产科分娩过程中的应用[J].中国医药导报,2018,15(19):49-52.

26. 徐勇,林汉城,王大平.临床医师能力评价的国际应用现状[J].现代医院管理,2016,14(5):1-6,21.

27. 张恩明.体验式教学在实践中的问题与对策[J].教书育人(学术理论),2004,1(12):19-20.

28. 张璐萍,张乃丽,刘洪付,等.临床医学专业学位研究生临床技能考核的探索[J].中国继续医学教育,2018,10(29):56-59.

29. 张蓉.体验式教学模式浅析[J].四川教育学院学报,2006,22(6):63-64.

30. 张伟,王海平,袁佳英,等.我国客观结构化临床考试(OSCE)的现况分析[J].中外医学研究,2013,11(10):143-144.

31. 周涛,王秀清,许景伟,等.MINI-CEX工作坊对医学生临床实践效果的评价研究[J].科技创新导报,2015,12(36):194-195.

32. 住院医师规范化培训管理办法(试行)国家卫生计生委科教发〔2014〕49号

33. Dijksterhuis MG, Voorhuis M, Teunissen PW, et al. Assessment of competence and progressive independence in postgraduate clinical training [J]. Med Educ, 2009,43(12):1156-1165.

34. Frank JR, Danoff D. The CanMEDS initiative: implementing an outcomes-based framework of physician competencies [J]. Med Teach, 2007,29(7):642-647.

35. Norcini JJ, Blank LL, Duffy FD, et al. The mini-CEX: a method for assessing clinical skills [J]. Ann Intern Med, 2003,

138(6):476-481.

36. Holmboe ES, Huot S, Chung J, et al. Construct validity of the miniclinical evaluation exercise (miniCEX) [J]. Acad Med, 2003,78(8):826-830.

37. Foley T, Walsh E, Sweeney C, et al. Training the assessors: A Mini-CEX workshop for GPs who assess undergraduate medical students [J]. Educ Prim Care, 2015,26(6):446-447.

38. Allery L. Assess trainees in the clinical workplace using the Mini-CEX (mini clinical evaluation exercise) [J]. Educ Prim Care, 2006,17(3):270-274.

39. Wilkinson JR, Crossley JG, Wragg A, et al. Implementing workplace-based assessment across the medical specialties in the United Kingdom [J]. Med Educ, 2008,42(4):364-373.

40. Kogan JR, Bellini LM, Shea JA. Implementation of the mini-CEX to evaluate medical students' clinical skills [J]. Acad Med, 2002,77(11):1156-1157.

41. Simpson JG, Furnace J, Crosby J, et al. The Scottish doctor-learning outcomes for the medical undergraduate in Scotland: a foundation for competent and reflective practitioners [J]. Med Teach, 2002,24(2):136-143.

42. Ellaway R, Evans P, Mckillop J, et al. Cross-referencing the Scottish Doctor and Tomorrow's Doctors learning outcome frameworks [J]. Med Teach, 2007,29(7):630-635.

43. Wass V, van der Vleuten C, Shatzer J, et al. Assessment of clinical competence [J]. Lancet, 2001,357(9260):945-949.

44. Epstein RM, Hundert EM. Defining and assessing professional competence [J]. JAMA, 2002,287(2):226-235.

45. Charlton BG. After science: has the tradition been broken [J]?

Med Hypotheses, 2010,74(4):623 - 625.

46. Ogle J, Bushnell JA, Caputi P. Empathy is related to clinical competence in medical care [J]. Med Educ, 2013, 47 (8): 824 - 831.

47. Swing SR. The ACGME outcome project: retrospective and prospective [J]. Med Teach, 2007,29(7):648 - 654.

48. Dewi SP, Achmad TH. Optimising feedback using the mini-CEX during the final semester programme [J]. Med Educ, 2010,44(5):509.

49. Massie J, Ali JM. Workplace-based assessment: a review of user perceptions and strategies to address the identified shortcomings [J]. Adv Health Sci Educ Theory Pract, 2016,21 (2):455 - 473.

50. Govaerts MJ, Schuwirth LW, van der Vleuten CP, et al. Workplace-based assessment: effects of rater expertise [J]. Adv Health Sci Educ Theory Pract, 2011,16(2):151 - 165.

51. Lörwald AC, Lahner FM, Greif R, et al. Factors influencing the educational impact of Mini-CEX and DOPS: A qualitative synthesis [J]. Med Teach, 2018,40(4):414 - 420.

52. McGill DA, van der Vleuten CP, Clarke M J. Supervisor assessment of clinical and professional competence of medical trainees: a reliability study using workplace data and a focused analytical literature review [J]. Adv Health Sci Educ Theory Pract, 2011,16(3):405 - 425.

53. Durning SJ, Cation LJ, Markert RJ, et al. Assessing the reliability and validity of the mini-clinical evaluation exercise for internal medicine residency training [J]. Acad Med, 2002,77 (9):900 - 904.

54. Norcini JJ, Blank LL, Arnold GK, et al. The Mini-CEX (clinical evaluation exercise): a preliminary investigation [J]. Ann Intern Med, 1995,123(10):795 – 799.

55. Miller EG. The assessment of clinical skills/competence/performance [J]. Acad Med, 1990,65(9 suppl):S63 – 67.

56. Gallagher TH, Prouty CD, Brock DM, et al. Internists' attitudes about assessing and maintaining clinical competence [J]. J Gen Intern Med, 2014,29(4): 608 – 614.

57. Kennedy TJ, Regehr G, Baker GR, et al. Progressive independence in clinical training: a tradition worth defending [J]? Acad Med, 2005,80(10suppl): S106 – S111.

58. Mini-CEX 评估: https://www. rcog. org. uk/globalassets/documents/careers-and-training/assessment-and-progression-through-training/mini-cex_obstetrics_1_august_2014. pdf

59. CbD 评估: https://www. rcog. org. uk/globalassets/documents/careers-and-training/assessment-and-progression-through-training/cbd_obstetrics_1_august_2014. pdf

60. OSATS 评估: https://www. rcog. org. uk/globalassets/documents/careers-and-training/assessment-and-progression-through-training/osats_formative_1_august_2014. pdf

复旦大学附属华山医院
Mini-CEX 评分表

填表说明：

1. 考核时间请控制在 15～20 分钟。

2. 请在表格中相应选项前打"√"，如无可选项，则请详细填写。

3. 评估结束后，评估表原件请交到教育处存档，各科室另留一份复印件。

复旦大学附属华山医院迷你临床考核（Mini-CEX）表

被考核学员姓名：_____

类别：□临床硕士　□临床博士　□住院医师

（年资：□第一年　□第二年　□第三年）其他_____

考核带教老师姓名：_____

职称：□副高及以上医师　□主治医师　□高年资住院医师

考核地点：□门诊　□急诊　□一般病房　□ICU

考核日期：□□□□/□□/□□（年/月/日）

考核开始时间：□□:□□　　　　患者诊断/主要问题：_____

患者基本资料：住院号：□□□□□□

性别：□男　□女　□初诊　□复诊

病情复杂程度：□低　□中　□高

评估重点：□病史采集　□体格检查　□临床诊断/治疗方案　□医德医风/医患交流

1. 病史采集(□未观察到)
   - □ 正确称呼患者
   - □ 自我介绍(佩戴胸牌)
   - □ 向患者说明采集病史的目的
   - □ 尽可能让患者自己陈述病史,适当鼓励
   - □ 在适当的时候提问并引导患者以获得正确、充分的资料
   - □ 条理清晰,遵循一定顺序进行
   - □ 重点突出,信息收集完整
   - □ 必要的时候进行简要记录
   - □ 采用常人易懂的词语,避免医学术语
   - □ 耐心倾听患者陈述
   - □ 与患者之间有适当的眼神、言语或肢体交流

极差						及格	中	良	优	特优
0	1	2	3	4	5	6	7	8	9	10分

2. 体格检查(□未观察到)
   - □ 告知患者检查的目的及检查范围
   - □ 清洁双手
   - □ 准备必需的体检工具
   - □ 男医师检查女患者的时候请其他女性人员陪同在旁
   - □ 检查全面,不遗漏重要项目
   - □ 按照病情需要进行检查,顺序合理,避免患者反复改变体位
   - □ 手法规范轻柔,不对患者造成不适或痛苦
   - □ 注意保护患者隐私,检查过程中避免不必要的暴露

3. 医德医风/医患交流
   - □ 仪表端正,态度和蔼,口齿清晰
   - □ 对患者表示出尊重,具有同情心(感同身受)
   - □ 能建立良好的医患关系,能获得患者的信任感
   - □ 能注意到患者是否舒适,并能恰当地处理患者出现的不适感,注意保守秘密并对患者咨询的问题以及所提出的要求进行适当的解答
   - □ 解释所做检查或处理的原因,解释患者检查结果的临床意义

附录1 复旦大学附属华山医院 Mini-CEX 评分表

极差						及格	中	良	优	特优
0	1	2	3	4	5	6	7	8	9	10分

4. 临床诊断/治疗方案(□未观察到)

　　□　能对采集的病史以及体格检查的资料进行整合、分析

　　□　能解释相关的检查结果

　　□　临床诊断有逻辑性

　　□　具备一定的鉴别诊断能力

　　□　所提出的诊疗方案合理可行

极差						及格	中	良	优	特优
0	1	2	3	4	5	6	7	8	9	10分

5. 整体评价(□未观察到)

　　□　按照优先顺序进行处理

　　□　时间控制得当,不拖泥带水

　　□　有一定经验

　　□　具备整合资料与判断的能力

　　□　整体效率较高

极差						及格	中	良	优	特优
0	1	2	3	4	5	6	7	8	9	10分

结束时间:□□:□□　考核时间:观察评估:_____分钟　提供反

馈:_____分钟

评估者满意度:

低　1　2　3　4　5　6　7　8　9　10　高

评语:

_____

_____

_____

_____

评估者签名:_____

图书在版编目(CIP)数据

迷你临床考核:从理论到实践/李剑主编. —上海:复旦大学出版社,2019.10
(住培医师成长系列读本)
ISBN 978-7-309-14383-6

Ⅰ.①迷…　Ⅱ.①李…　Ⅲ.①临床医学-资格考试-自学参考资料　Ⅳ.①R4

中国版本图书馆 CIP 数据核字(2019)第 226872 号

迷你临床考核:从理论到实践
李　剑　主编
责任编辑/王　瀛

复旦大学出版社有限公司出版发行
上海市国权路 579 号　邮编:200433
网址: fupnet@ fudanpress. com　http://www.fudanpress.com
门市零售:86-21-65642857　团体订购:86-21-65118853
外埠邮购:86-21-65109143
上海四维数字图文有限公司

开本 787×1092　1/32　印张 6.5　字数 123 千
2019 年 10 月第 1 版第 1 次印刷

ISBN 978-7-309-14383-6/R·1746
定价:58.00 元